高等学校教材

人体解剖生理学

实验

楚德昌　主编

RENTI
JIEPOU
SHENGLIXUE
SHIYAN

化学工业出版社
·北京·

本书将人体形态学实验与机能学实验内容有机结合，是《人体解剖生理学》（楚德昌，张海主编）的配套教材。全书主要内容包括总论（解剖生理学实验常用器械与常用仪器、生理学实验基本操作技术）、基本组织、神经肌肉一般生理、骨骼与骨骼肌、神经系统、感觉器、血液、循环系统与免疫系统、呼吸系统、消化系统、泌尿系统、生殖系统与内分泌系统，共12章，31个实验项目。书后附有常用固定液的配制、石蜡组织切片标本的制作过程、常用生理溶液的配制及常用实验动物生理生化指标。书中收录100余幅图片，使实验操作直观化，方便教学。

本书可作为高等院校生物教育、生物技术、生命科学及医药相关专业教材，也可供从事生理学与解剖学相关工作的实验技术人员参考。

图书在版编目（CIP）数据

人体解剖生理学实验/楚德昌主编. —北京：化学
工业出版社，2010.9
高等学校教材
ISBN 978-7-122-09313-4

Ⅰ.人⋯ Ⅱ.楚⋯ Ⅲ.人体解剖学：人体生理
学-实验-高等学校-教材 Ⅳ.R324-33

中国版本图书馆 CIP 数据核字（2010）第 156668 号

责任编辑：李植峰 装帧设计：史利平
责任校对：陶燕华

出版发行：化学工业出版社（北京市东城区青年湖南街 13 号 邮政编码 100011）
印 装：北京云浩印刷有限责任公司
787mm×1092mm 1/16 印张 9½ 字数 230 千字 2010 年 8 月北京第 1 版第 1 次印刷

购书咨询：010-64518888（传真：010-64519686） 售后服务：010-64518899
网 址：http://www.cip.com.cn
凡购买本书，如有缺损质量问题，本社销售中心负责调换。

定 价：20.00 元

《人体解剖生理学实验》编写人员

主　　编　楚德昌

副 主 编　罗　芬　邓振旭

参编人员　（按姓名汉语拼音排列）

陈雪梅（郑州大学）

楚德昌（菏泽学院）

邓振旭（菏泽学院）

李宛青（郑州高等师范专科学校）

李言秋（枣庄学院）

罗　芬（宁德师范学院）

马晓林（集宁高等师范专科学校）

张　海（呼和浩特职业学院）

《人体解剖生理学实验》编写人员

前　言

　　高等师范专科学校生物学教育专业（专科）"人体解剖生理学"课程的教学内容由"组织学"、"解剖学"和"生理学"三部分内容组成，其相应的教材《人体解剖生理学》和《人体解剖生理学实验》国内版本一直很少，多年来大多数学校一直借用高等师范学院生命科学专业（本科）和医药各专业使用的《人体组织解剖学》、《人体及动物生理学》、《人体组织解剖学实验》、《人体及动物生理学实验》等教材。这些教材一方面"人体结构学"内容与"人体生理学"内容分编，不便于使用；另一方面高等师范专科学校的生物学教育专业（专科）与高等师范学院生命科学专业（本科）及医药各专业在培养目标和教学课时上有很大差别，使用这些教材有诸多困难。化学工业出版社适应形势要求，组织全国开设生物学教育专业（专科）的各高校中具有丰富教学经验的资深教师，编写高等师范专科学校生物学教育专业用《人体解剖生理学》和与其配套的《人体解剖生理学实验》教材。本书突出了以下几个方面的特点。第一，"组织学实验"、"解剖学实验"、"生理学实验"内容有机地整合在一起。第二，适应当前教学改革，突出培养学生"探究式"学习的能力与习惯，如每个"生理学实验"都设置了"探究启导"内容，在相应实验课的基础上启发和引导学生深入"探究"。第三，在内容上更加适应"中学生物学"教学内容。第四，为"生理学实验"配置了大量的插图（主要是照片），使生理学实验技术和实验装置更加直观，便于学生自学。第五，在内容与结构上更加适应现代教学手段，特别适用于多媒体教学。

　　各参编人员编写分工如下：第一章，第三章实验四、实验五，第十章实验二十六、实验二十七，第十二章实验三十一、附录由楚德昌编写；第二章实验一、实验二，第五章实验八，第十章实验二十五由马晓林编写；第三章实验三，第五章实验九由张海编写；第四章实验六，第五章实验七，第十一章实验二十八，第十二章实验三十由陈雪梅编写；第六章实验十、实验十一由李言秋编写；第七章实验十二、实验十三、实验十四、实验十五，第九章实验二十二、实验二十三由罗芬编写；第八章实验十六、实验十七、实验十八、实验十九、实验二十由李宛青编写；第八章实验二十一，第九章实验二十四，第十一章实验二十九由邓振旭编写。

　　本书在编写过程中得到了各参编人员所在单位的大力支持，特别是菏泽学院教务处、生命科学系领导与同事给予了热情帮助，在此表示衷心的感谢！

　　由于编者水平有限，疏漏和欠妥之处在所难免，真诚欢迎同行专家、广大师生和其他读者指正。

编者
2010 年 7 月

目　录

第一章 总 论

第一节 人体解剖生理学实验课的目的与要求

一、人体解剖生理学实验课的目的

《人体解剖生理学实验》是人体形态学实验与生理学实验内容的有机结合，是《人体解剖生理学》（楚德昌、张海主编）的配套教材。人体形态学实验是通过对细胞、组织、器官、系统和整体的观察、分析，加深对人体结构的理解与记忆，在实验课中要求学生以认真的态度、科学的方法训练自己，正确而熟练地使用实验仪器，在人体形态学实验课上有步骤地认真观察标本，联系理论建立正确的概念；生理学实验是以人体或动物为对象，在自然条件或人工条件下研究人体机能活动规律，通过实验学习生理学实验方法，培养创新精神、实事求是的工作作风、严密的思维方法，提高分析问题与解决问题的能力，实验课上要求学生认真练习手术技能与仪器操作技术，认真观察与分析实验现象，对实验结果认真总结，积极思考创新方法并大胆实施，从而培养自己的创新能力。

二、人体解剖生理学实验课的要求

实验前后与实验过程中要达到以下具体要求：

1. 实验前要求

① 仔细阅读实验教程，形态学实验要了解实验目的、观察对象、观察内容、使用器械与仪器；生理学实验要了解实验原理、要求、仪器操作方法、实验步骤、注意事项等。

② 结合实验内容复习有关理论，最好能查阅相关课外资料。

③ 熟悉所用实验仪器的性能与基本操作方法。

④ 进入实验室后要检查实验用器材。生理学实验在安装实验记录装置时，在保证方便实验的基础上，尽量保持实验台上的器材整洁，做到有条不紊。

⑤ 实验小组成员要进行合理分工，在确保实验能进行的基础上兼顾每个人的动手机会。

2. 实验中要求

① 认真聆听指导教师的讲解，观察示教操作。若是形态学实验要注意对观察内容范围的提示。若是生理学实验要注意指导教师的一些经验性提示，特别是注意事项的提示。

② 若是形态学实验，在观察形态结构的基础上要注意理解形态结构与功能的关系。若是生理学实验，应按照计划实验步骤进行实验操作，并仔细观察和记录实验中出现的生理现象。

③ 对生理学实验现象要仔细分析，若实验中出现与理论不相符的实验结果，首先从分析实验条件开始去找原因，在不能理解的情况下可与指导教师讨论。

④ 在实验内容完成的前提下，如果还有剩余时间和剩余实验材料，利用现有的实验条

件可设计并实施一两步探究性实验，可以是对原实验的改进，也可以是对原实验的补充。

⑤ 爱护实验器材，节约实验材料。

⑥ 注意个人安全。

3. 实验后要求

① 将实验所用器材清理干净，并妥善安放，特别是生理学实验，实验器材有时要清洗。实验器材若有损坏与丢失应及时向指导老师报告。

② 做好实验室清洁工作，检查水电，关好门窗。若是动物实验还要处理动物尸体。

③ 整理实验记录，对实验结果分析处理后作出实验结论，并认真撰写实验报告，按时上交任课教师批阅。

三、生理学实验结果记录

生理学实验结果记录是实验过程的一项重要任务，应将实验过程中所观察到的现象如实地记录下来，如果是有记录曲线的实验，要在曲线上标注实验条件；如果是测量性结果，如高低、长短、数量、时间等，均应有标准的单位。具体有以下几条原则。

① 真实性：不管实验结果与自己的预测是否相同，都应如实地记录，记录要真正反映客观事实。

② 原始性：要及时记录实验最原始的条件、现象与数据。原始性是保证真实性的一个重要条件。

③ 条理性：记录要整洁有序，要善于用简明的词语记下复杂的结果。整洁有序的记录便于实验结束后总结分析。

④ 完整性：完整的内容应包括：实验日期、实验题目、实验者、实验具体方法、实验结果等。

四、实验报告的撰写

每次实验后应及时撰写实验报告。撰写实验报告时应注意文字简练、通顺、条理、书写清楚、整洁。实验报告要有以下内容：

① 实验题目、姓名、专业、班级、日期、室温、指导教师。

② 实验目的。

③ 实验材料。

④ 实验方法、步骤。

⑤ 实验结果。

⑥ 讨论与结论。讨论是根据已知的理论对结果进行解释和分析，对实验中出现的与预期结果不相符的现象与结果，应尽量找出原因或作出推测。结论是实验结果中归纳出来的概括性的判断，即原则或理论的简明总结。讨论与结论都是创造性的工作，如理论依据超越了教材内容，来自其它文献资料，则应注明文献的出处。

第二节　解剖生理学实验常用仪器与器械

一、常用器械

解剖生理学实验手术器械种类较多，这里仅介绍常用的几种。

1. 手术刀

手术刀用于切开皮肤与脏器。一般由刀柄和刀片两部分组成（图 1-1）。刀柄与刀片均有不同的形状和大小不同的型号。

常用的执刀方式有四种，见图 1-2。

① 执弓式 [图 1-2(a)]：为最常用的一种执刀方式，动作范围广而灵活，多用于动物腹部、颈部、股部的皮肤切口等。

② 握持式 [图 1-2(b)]：用于切割范围较广、用力较大的切口，如切割较粗的肌腱、切开范围较大的皮肤等。

③ 反挑式 [图 1-2(c)]：用于向上挑开，以免损伤深部组织。

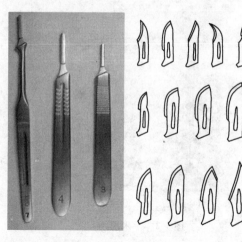

图 1-1　手术刀

④ 执笔式 [图 1-2(d)，(e)]：用于切割短小切口，用力轻柔而操作精细。如解剖血管、神经和做皮肤小切口等。

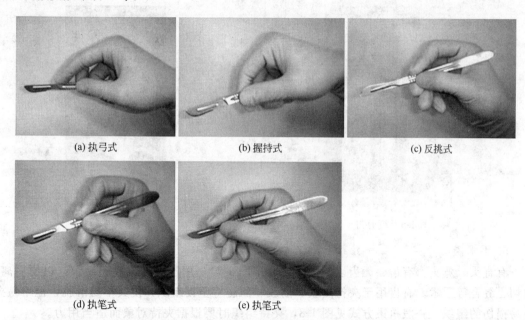

(a) 执弓式　　　　(b) 握持式　　　　(c) 反挑式

(d) 执笔式　　　　(e) 执笔式

图 1-2　执刀式

2. 手术剪

手术剪有长短、尖钝、直弯之分，用于剪开皮肤、肌肉、肌腱等各种结构。直剪 [图 1-3(a)] 还可用来分离组织，将剪刀尖端插入某些结构的间隙，如肌肉、神经、血管间的间隙，用力撑开，可钝性分离组织。最小的手术剪为眼科剪 [图 1-3(b)]，主要用于剪断细小的结构或软组织。

执剪方式一般是用拇指与无名指持剪，食指置于手术剪的前部（图 1-4）。

3. 粗剪刀

即前端较短的普通剪刀（图 1-5）。多用于蛙类实验，用来剪蛙的脊柱、骨等粗硬结构。

4. 剪毛剪

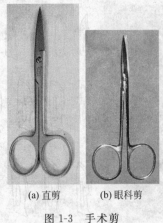

(a) 直剪　　　　(b) 眼科剪

图 1-3　手术剪

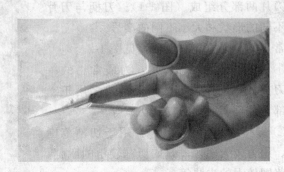

图 1-4　执剪方式

为尖部平钝的弯头剪（图 1-6），用于手术部被毛的剪除，执法与手术剪相同。剪毛时，应将剪毛剪自然落下，逆毛方向一次次将毛剪下，用力下压或手提被毛时，均易剪破皮肤。剪下的毛应放入加有清水的容器内，避免剪下的毛到处飞扬。

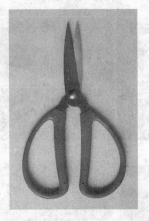

图 1-5　粗剪刀

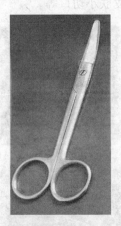

图 1-6　剪毛剪

5. 手术镊

有直头、弯头、有齿、无齿以及大小之分（图 1-7），用于夹持或提起组织，以便剥离、剪切、缝合等手术。有齿用于夹持皮肤、筋膜、肌腱等坚韧组织，使其不易滑脱，但不易夹持易损伤的组织。一般执镊方式见图 1-8，夹持组织时要根据夹持对象而适当用力。

6. 止血钳

有直头、弯头、有齿、无齿以及大小等不同类型（图 1-9）。用于钳夹血管或出血点。也可用于分离组织、牵引缝线、扩大暴露面等。将前端插入某结构间隙扩张开，可钝性分离组织。用多把止血钳夹持创口周围皮肤固定后，翻转放置就可充分暴露皮下结构。正确执钳方法和执剪方法相同，松开止血钳的方法是利用右拇指与无名指相对挤压后继而两指向相反方向旋开，最后放开止血钳。

7. 咬骨钳

在打开颅腔和骨髓腔时，用于咬切骨质。分剪刀式和小蝶式（图 1-10），前者适于剪断骨质；后者适于咬切骨片，并有保护骨板下方组织的作用。

8. 持针钳

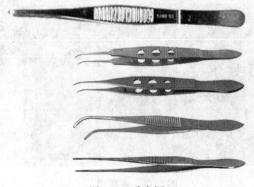

图 1-7　手术镊

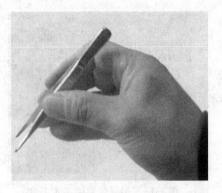

图 1-8　执镊方式

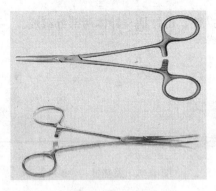

图 1-9　止血钳

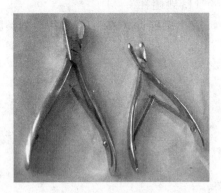

图 1-10　咬骨钳

持针钳（图 1-11）用于把持缝针缝合各种组织。使用时用最前端夹持缝针的中后 1/3 交界处（图 1-12）。持针钳也用于装卸手术刀片（图 1-13）。执持针钳方法与执止血钳方法相同，但为了缝合方便，可不必将拇指和无名指套入环口中，而把持于近端柄处。

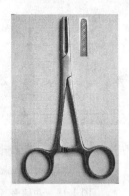

图 1-11　持针钳

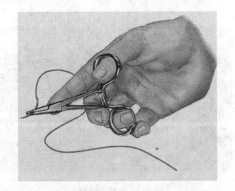

图 1-12　用持针钳持针手法

9. 皮肤钳

皮肤钳（图 1-14）用于夹持皮肤。在生理实验中可通过夹持皮肤充分暴露创口。执皮肤钳法同执止血钳。

10. 缝针

用于缝合各种组织。有圆针、三棱针、直针、弯针及大小不同类型（图 1-15）。圆针用于缝合软组织，三棱针用于缝合皮肤等坚韧组织，弯针用于深部组织缝合。

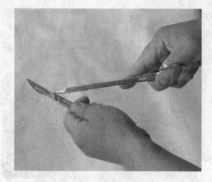

图 1-13 用持针钳卸手术刀片

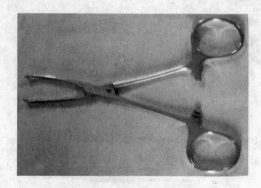

图 1-14 皮肤钳

11. 毁髓针

又名刺蛙针（图 1-16），用于蛙类脑或脊髓损毁。由针柄与针体两部分组成。

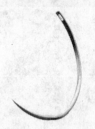

图 1-15 缝针

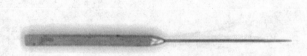

图 1-16 毁髓针

12. 玻璃分针

用于分离神经、血管等结构。有直头与弯头之分，尖端圆滑（图 1-17）。

13. 动脉夹

动脉夹（图 1-18）主要用于短期阻断动脉血流，多在插动脉插管时使用。

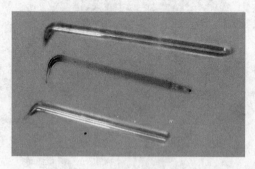

图 1-17 玻璃分针

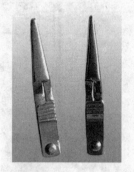

图 1-18 动脉夹

14. 蛙心夹

蛙心夹（图 1-19）是用于将蛙心脏连于记录装置的小器械。使用时夹持心脏尖部，并借线连于张力换能器上。

15. 各种插管

如动脉插管、蛙心插管（图 1-20）、气管插管（图 1-21）、孟氏导管（图 1-22）。动脉插管用于记录血压，气管插管用于维持动物呼吸道通畅，孟氏导管用于记录胸内压。

16. 颅骨钻

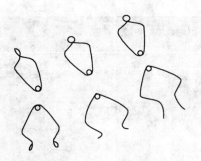

图 1-19　蛙心夹

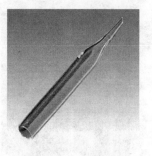

图 1-20　蛙心插管

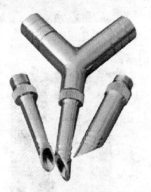

图 1-21　兔气管插管

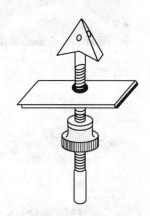

图 1-22　孟氏导管

颅骨钻（图 1-23）用于开颅手术。

17. 铜锌弓

铜锌弓（图 1-24）在蘸取电解质液后可在两极产生微小电压，用于检测神经肌肉标本的兴奋性。

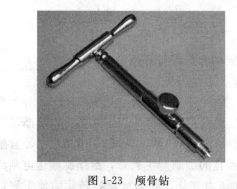

图 1-23　颅骨钻

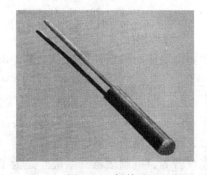

图 1-24　铜梓弓

18. 实验支架及其配套器材

实验支架（图 1-25）用于固定换能器或传送器等，主要由铁支架、立杆等组成。与其配套使用的有螺旋固定夹（图 1-26）、各种换能器（见后文）、各种杠杆、滑轮（图-27）、肌槽（图 1-28）等。

19. 动物解剖台及其配套器材

动物解剖台又称动物手术台，用于固定动物而便于给动物实施手术。不同的动物有不同的解剖台（图 1-29），与之配套使用的主要是动物头固定夹之类的器材（图 1-30）。

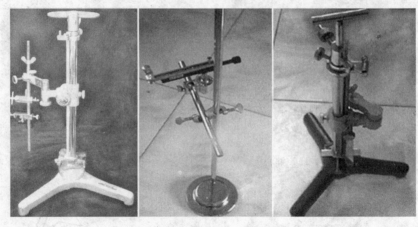

图 1-25　万能支架

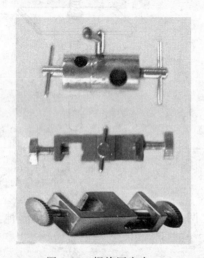

图 1-26　螺旋固定夹

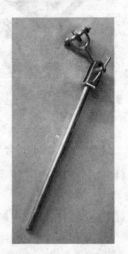

图 1-27　滑轮

20. 马蹄形固定器

主要由底座与固定杆组成，见图 1-31，用于固定动物头部行开颅手术。

二、常用仪器

生理学实验所涉及的仪器较多，传统的生理学实验仪器可以分为以下几类：电刺激仪器（系统）、传感（换能）器、信号放大器（系统）、记录或显示仪器（系统）、维持组织器官生理机能仪器等。电刺激器（系统）是为了使机体某器官的细胞产生兴奋，给细胞输送电刺激信号的仪器（系统）；传感器是将生理活动表现（如压力变化、张力变化）转化为便于测量的电信号并输送到信号记录和处理类仪器的小型仪器；信号放大器（系统）是将生物信号放大并消除或减弱噪声的仪器（系统）；记录或显示仪器（系统）是将生理变化信息以描笔式记录下来或在荧光屏上显示出来的仪器（系统），如心电图机、示波器、二道（或多道）生理记录仪、脑电图机等，其中记录仪多包含着信号放大系统；维持组织器官生理机能的仪器是给组织器官创造人工条件使其保持相对正常生理机能的仪器，如恒温肌槽、神经屏蔽盒等。

实验仪器的微机化、数字化、智能化是当前的发展趋势，"生物医学信号采集处理系统"

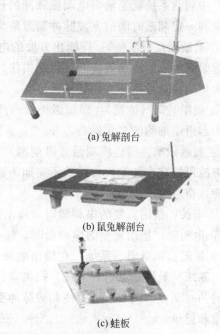

(a) 兔解剖台

(b) 鼠兔解剖台

(c) 蛙板

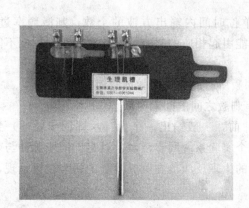

图 1-28　肌槽

图 1-29　常用动物解剖台

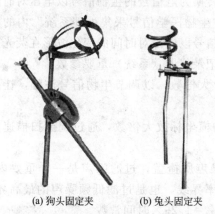

(a) 狗头固定夹　　(b) 兔头固定夹

图 1-30　狗头固定夹与兔头固定夹

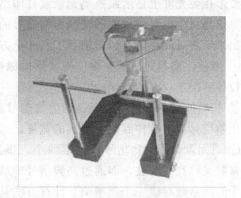

图 1-31　马蹄形固定器

就是应用大规模集成电路以及计算机硬件和软件技术开发的一种集生物医学信号的放大、采集、分析、储存、显示、输出于一体的仪器。

　　由于传统的生理学实验仪器种类繁多，并且近年来绝大多数学校传统的生理学实验仪器已被"生物医学信号采集处理系统"所更替，因此"生物医学信号采集处理系统"及其配套使用的传感器、电极等是本节重点介绍的内容。

（一）刺激系统、记录系统的重要参数

1. 刺激器（系统）的重要参数

　　在生理实验中，为了使组织兴奋而产生明显的生理活动，以便观察记录生理活动规律，常常对组织进行刺激。由于适量的电刺激具有对组织损伤小、易引起组织兴奋、重要参数容易控制等特点，故电刺激是生理学上常采用的刺激方式。刺激器或"生物医学信号采集处理系统"中刺激系统就是输出电刺激脉冲的仪器（系统）。根据引起兴奋的条件，采用恒定刺激强度和一定刺激时间的方波脉冲刺激最为理想，方波脉冲的主要参数有以下几个方面。

① 刺激强度（波幅）：即输出方波的电压。一般在 $0\sim100V$ 间可调。注意刺激强度过大可引起组织内电解和热效应而使组织损伤，而刺激强度过小则不能引起组织细胞兴奋，在实验过程中应注意采用适宜的刺激强度。

② 刺激时间（波宽）：即刺激持续时间。刺激时间过长同样可引起热效应而损伤组织，也可引起组织细胞的多次兴奋。

③ 刺激频率：指连续刺激（串刺激）时单位时间内输出方波的个数。刺激频率过高，一些方波可能落在细胞兴奋后的不应期内而不能引起相应的兴奋，即连续刺激的周期不能小于细胞兴奋后的不应期。

④ 串长：指用重复的串刺激时，每个串刺激所含的方波个数或总时间。

⑤ 串间隔：指用重复的串刺激时，每个串刺激之间的间隔时间。

⑥ 延迟：刺激器（系统）在输出刺激脉冲前，一般输出一个脉冲（即同步脉冲）到显示器（系统）触发显示器（系统）扫描，让整个实验系统同步活动。延迟即同步脉冲与刺激脉冲间的时间差，调节延迟可使刺激脉冲引起的生理反应能在荧光屏上的适当位置呈现，以便观察和记录。

2. 显示或记录仪器（系统）的重要参数

显示或记录仪器（系统）是将生物电信号或已转换为电信号的生物信号以电压对时间的变化波形在荧光屏上显示或描笔记录或打印出来，"生物医学信号采集处理系统"内的显示记录系统是将生物电信号或已转换为电信号的生物信号以电压对时间的变化波形在荧光屏上显示出来，并可储存与打印出来。下列几个方面是记录仪器（系统）重要参数。

① 增益：增益即显示生物信号波形的纵坐标放大倍数，以调节生物信号波幅，让生物信号拉伸到便于观察的高度。

② 扫描速度：扫描速度即显示生物信号波形的横坐标放大倍数，通过调节扫描速度可以让生物信号波形拉伸到便于观察的宽度。

③ 时间常数：生物信号往往很弱小，很易被噪声所掩盖，过滤噪声是一个重要内容。时间常数又称高通滤波，即通过高频信号的最低频率界线，也是过滤低频噪声的最高界线。每一个时间常数对应一个频率值，计算方法是：频率$=1/2\pi\times$时间常数。

④ 滤波：即低通滤波，即通过低频信号的最高频率界线，也是过滤高频噪声的最低频率界线。常用于非电生物信号记录时用，如肌肉收缩张力、血压信号等。

⑤ 50Hz滤波：50Hz滤波即过滤50Hz交流干扰波。由于实验室用电多是50Hz交流电，因此50Hz交流电在实验仪器上产生的感应电常常很明显，使正常生物信号被掩盖或无法正常观察，因此常需要过滤50Hz感应电。

⑥ 调零：即将扫描线回归到基线，以便观察和目测生物信号波幅的大小。

⑦ 定标：即设置输入生物信号（如张力、压力）与波形中波幅（电压）的对应值。定标与增益相配合才能更好地显示生物信号的波形变化。

（二）刺激电极与引导电极

1. 刺激电极

刺激电极即将刺激器（系统）输出的电刺激信号输送到标本的导线和接触标本的结构，

因此是刺激器或"生物医学信号采集处理系统"的配套元件。刺激电极有很多种类，如一般金属电极、乏极化电极等，一般电极有直露电极、保护电极等（图1-32）。保护电极能在刺激神经时避免附近其他组织受到刺激。

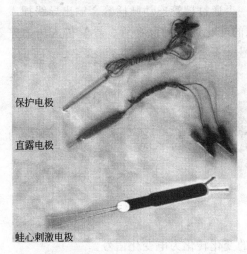

保护电极
直露电极
蛙心刺激电极

图1-32　刺激电极

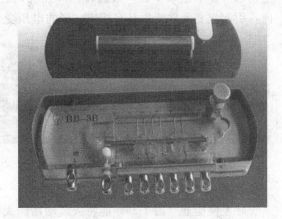

图1-33　神经屏蔽盒

2. 引导电极

引导电极是将生物体电信号输送到记录仪（系统）的导线，因此也是记录仪或"生物医学信号采集处理系统"的配套元件。引导电极也有很多种类，如引导体表电变化的体表引导电极、引导细胞内电变化的微电极等。引导神经干电信号的引导电极常与记录电极通用，如常用保护电极记录迷走神经、膈神经放电等。

3. 神经屏蔽盒

神经屏蔽盒是记录蛙坐骨神经复合动作电位的专用刺激电极与记录电极，由金属外壳和其内的电极组成。金属外壳起屏蔽作用，其内电极包括刺激电极和记录电极（图1-33）。有的神经屏蔽盒还有固定蛙腿肌的结构，因此是能进行动作电位记录和肌肉收缩记录的多用器材，故又称为神经-肌肉标本盒。

（三）换能器

换能器又名传感器，作用是将非电生物信号（如张力、压力）转变成具有与生物信号相同波形的电信号，以便输入记录仪或"生物医学信号采集处理系统"而获得相应波形的显示或记录。换能器的种类较多，如张力换能器、压力换能器、液滴换能器、呼吸换能器、呼吸流量换能器、温度换能器、离子换能器等，这里简要介绍生理学实验中常用的几种换能器。

1. 张力换能器

可用于蛙腿肌收缩、小肠运动、心脏收缩、膈肌收缩等实验，能将肌肉收缩的张力变化转变成波形相当的电变化输入生物信号显示记录仪器（系统）。

张力换能器（图1-34）由换能头、柄和输出导线组成。使用时用双凹螺旋夹将张力换能器固定于实验支架上，将一端已固定标本的线连于换能器头的悬梁臂上（有小孔备穿线），将换能器的输出导线插入生物信号显示记录仪器（系统）相应插孔内。肌肉收缩时会牵拉换能器悬梁，换能器输出随张力变化而变化的电压变化信号。

2. 压力换能器

用于记录血压实验的换能装置，能把血压变化转换成波形相当的电变化输入生物信号显示记录仪器（系统）。

压力换能器（图1-35）由压力室、应变元件和输出导线组成。使用时压力室内灌注生理代用液。压力室有两个连通口，一个用于排气，一个通过导管连动脉插管。输出导线插入生物信号显示记录仪器（系统）相应插孔内。血压的变化通过动脉插管、导管传入压力室内，引起应变元件产生具有相应波形的电压变化信号。

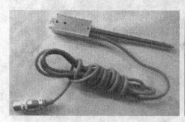
图1-34　张力换能器

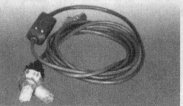
图1-35　压力换能器

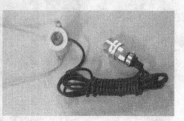
图1-36　呼吸换能器

3. 呼吸换能器

呼吸换能器（图1-36）能将人或动物胸式呼吸的变化转化为电变化信号。

（四）"生物医学信号采集处理系统"简介

近年来开发的各种型号的"生物医学信号采集处理系统"在显示界面上有较大差别，但它们的功能大体是一致的，均有刺激信号的发生、生物信号的采集、生物信号的滤波、放大、显示、处理、测量、储存、输出和记录结果编辑、打印等功能，其中刺激信号参数的选择、生物信号的滤波选择、生物信号显示调节、生物信号测量方法、记录结果的编辑与打印等是实验操作中的关键问题，这里以BL-420/820生物机能实验系统为例，从其主界面内容介绍"生物医学信号采集处理系统"的使用，虽然其它型号的"生物医学信号采集处理系统"在操作上与BL-420/820生物机能实验系统有一定差别，但所牵涉内容的设置大体相当。

1. 菜单条

有"文件"、"设置"、"输入信号"、"实验项目"、"数据处理"、"工具"、"窗口"、"帮助"等菜单项，选中其中一项可弹出子菜单项。

（1）文件菜单　其内有"打开"、"另存为"、"保存配置"、"打开配置"、"打开上一次配置"、"打印"、"打印预览"、"打印设置"、"最近文件"、"退出"、"高效记录方式"、"安全记录方式"等项。

"打开"：用于打开一个存储的反演数据文件。

"另存为"：用于反演数据文件的另存。

"保存配置"：BL-420/820生物机能实验系统内储存了生理学实验常规的各项参数的设置，还可以改变这些设置，也可以自定义实验模块，自设各项参数。"保存配置"用于自定义实验模块中设定的配置的保存。在自行设计的实验中，将生物信号输入后，通过调节增益、扫描速度、时间常数、滤波等来改善记录波形，在满意后选择"保存设置"和其内的"另存为"，填上自定义实验模块的名称，即保留下来了这些设置。

"打开配置"：打开一个保存的自定义实验模块，该实验模块内有自行设置的各种参数。

"打开上一次实验配置"：用于重复实验，让计算机设置成与上一次实验完全相同的配置。

"打印"、"打印预览"、"打印设置"：均是指打印各通道显示内容。

"最近文件"：指打开最近反演过的四个文件的某个文件。

（2）设置菜单　即设置实验的相关内容，包括"设置工具条"、"状态栏开关"、"实验标题"、"实验人员"、"实验相关数据"、"记滴时间"、"自动导出 Excel 时间"、"自动记录时间"、"光标类型"、"数据剪切方式"、"显示方式"、"显示方向"、"显示刷新速度"、"显示通道数"、"定标与调零"。这里面有些项是多数实验具有相同的设置，故不需要每个实验都重新设置。

（3）输入信号菜单　其内有四个通道供选择，每个通道内有备选的输入生物信号类型，如：神经放电、心电、张力、压力、呼吸等，每种输入信号类型已经将所需要记录（显示）参数设置好了，这些参数包括采样率、增益、时间常数（高通滤波）、滤波、扫描速度等，因此，选择输入信号类型后就不用在"分时复用区"设置这些参数了。如果软件内没有要选的生物信号类型，可先选神经放电，而后在"分时复用区"设置记录（显示）所需要的参数，并可以通过保存设置把这些设置保存下来。

（4）实验项目菜单　其内有 9 类实验模块，每类实验模块内又有许多种具体实验题目。计算机已经设置好了每一个实验题目实验所需要的相关参数，既有刺激输出脉冲所用参数，如方波脉冲的波幅、波宽，又有记录（显示）所需要的参数，如采样率、扫描速度、增益、时间常数（高通滤波）、滤波等。选择一个实验题目后，系统就自动设置相关参数直接进入实验状态。

（5）数据处理菜单　其内有"微分"、"积分"、"频率直方图"、"频谱分析"、"T 检验"等近二十项。各项内容均有相应参数设置对话框，可通过填写对话框而选择数据处理的具体内容。

（6）工具菜单　其内有"记事本"、"画图"、"Windows 资源管理器"、"计算器"，还可通过使用"设置"→"工具条"→"定制"命令，将 Word、Excel 等工具安装到工具菜单中。使用这些工具可对记录中图像、数据进行导出和编辑。

（7）窗口菜单　包括"层叠"、"平铺"、"排列图标"、"正在使用的窗口"、"参数设置"等窗口，都是对窗口的显示形式。其中"参数设置"窗口是针对某些自选参数实验模块的，可以通过"参数设置"窗口设置与改变实验参数。

（8）帮助菜单　其内有 BL-420/820 生物机能实验系统的使用说明书和有关 TM-WAVE 软件的版本、版权信息等。

2. 工具条

工具条提供了仪器所具有的常用命令的按钮，共有 24 条。

（1）"打开"（反演数据文件）、"另存为"、"打印"、"打印预览"、"打开上一次实验"同文件菜单中命令；"打开 Excel"同工具菜单中的"Excel"；"关于"同"帮助"菜单。

（2）"记录"、"启动"、"暂停"、"停止实验"都是启动与停止记录的命令。

（3）"系统复位"　即将各种参数设置恢复到系统的默认值。

（4）"切换背景颜色"　将波形显示窗通道颜色在黑色与白色中切换。

（5）"格线显示"　切换波形显示窗通道有无格线。

（6）"同步扫描"　指各通道的扫描速度同步调节。

（7）"区间测量"　用于测量任意通道中任意波形段时间差、频率、最大值、最小值、平均值、峰值、峰面积、最大上升速度、最大下降速度，测量的结果显示在"通用信息显示区"内。测量方法："区间测量"命令→光标在波形段起点点击鼠标左键，有一垂线出现在光标处→移光标时出现另一垂线随光标水平移动，并在右上角显示两垂线间的时间差→光标在波形段终点点击鼠标左键，在两垂线间出现一条水平线随光标上下移动，并在右上角显示水平线所处的纵坐标高度。

（8）"心功能参数测量"　在心电图记录实验时使用，可测量心率、P波宽、P波幅、T波幅、T波宽、R波幅、QRS时段、ST波幅、ST时段、PR间期、QT间期、Q波幅、S波幅度等13项参数。测量方法：点"心功能参数测量"按钮→使用"Mark"标记确定曲线的起点（将"Mark标记"的"M"符号拖至某段记录曲线的起点）→随着光标移动有"×"号在记录曲线上移动，顶部显示窗内显示起点至"×"号间的时间差和"×"号所处的纵坐标高度。

（9）"选择波形放大"　此按钮用于放大某一段波形，以便观察该波形的细节。方法：使用区域选择功能选择一段波形→点击"选择波形放大"按钮弹出对话框，可根据需要放大或缩小该段波形。

（10）"数据剪辑"　用于反演实验，可剪辑某段所需要的波形。方法：在反演实验波形中查找所需要的某段波形→使用区域选择功能选择所需要的该段波形→点击"数据剪辑"按钮→停止反演时一个以"cut. tme"数据文件将自动生成→为这个文件更改命名。

（11）"添加特殊标记"　用于给实验波形添加标记。也可将光标移至记录曲线的欲标记点，按鼠标右键，弹出功能对话框后选择"添加特殊标记"项，再弹出"编辑特殊标记"对话框后编辑输入标记名称，而后点"确定"，就可在欲标记点作出相应的标记。

3. 顶部窗口

由四部分组成，即：当前通道的光标测量数据显示区、启动刺激按钮、实验标记编辑、设置采样率按钮。

（1）当前通道的光标测量数据显示区　在测量数据时显示测量的最新数据点或光标测量点处的测量结果。

（2）启动刺激按钮　这是启动刺激器发出刺激脉冲的方法之一，只有在实验状态下可用。

（3）设置采样率按钮　这里有多种采样率可选择，其中500Hz、700Hz只有系统在触发方式工作时才能选择，如在神经干动作电位观察实验中就可设置采样率为500Hz或700Hz。

（4）实验标记编辑　有"实验标记编辑组合框"和"实验标记编辑对话框"两个项目。系统内已储存了常做生理实验的各种特殊实验标记，已配置的常做生理实验的名称（实验标记组）在"实验标记编辑对话框内"的"实验标记组列表"中显示。当做相应的实验时，"实验标记编辑组合框"内就有相应的各种特殊实验标记。

如果"实验标记编辑对话框"内没有实时实验的名称，那么"实验标记编辑组合框"内就没有相应的各种特殊实验标记内容，这时可在"实验标记编辑对话框内"编辑实验名称（实验标记组）和特殊实验标记内容。

"实验标记编辑组合框"功能强大，在框内可增加特殊实验标记。

在"实验标记编辑对话框"内还可设置标记的方式（虚线或箭头）。

4. 波形显示窗

波形显示窗可显示原始电信号波形，或由换能器传入的电信号波形。

5. 标尺调节区

标尺能更直观地显示生物信号波幅的大小。标尺调节区可根根波的高低选择标尺单位及调节标尺基线位置，以便观察。

将光标移到"标尺单位显示区"（即标尺调节区），按鼠标右键弹出"标尺单位选择"菜单，在菜单内有上、中、下三部分，上部是标尺单位选择，当选择某一单位时，标尺会根据原来的定标值而自动调节，并显示该单位的精确测量值；下部的三个命令用于光标测量时显示光标在波形位置上测量值（最大值、最小值或平均值）；中部用于自定义标尺刻度的大小，由对话框设置，以满足特殊的需要。

6. 光标测量

光标测量是在反演实验数据或实时实验暂停时，在每个有波形的通道中有一个伴随波形曲线的测量光标，该光标会随着鼠标移动而依附波形曲线移动，光标处的波形值将被自动测量出来，并且显示在通用信息显示区中。

7. 左、右视分隔条

该分隔条将波形显示窗分成两部分。

8. 通道间分隔条

调节各通道的窗面的高度，以便使各通道内的波形能完整显示。

9. Mark 标记

用于加强光标测量，与测量光标配合使用可完成两点测量功能。标记方法：将鼠标移到"Mark 标记区"按鼠标左键，鼠标光标将变成箭头上有 M 字母的形状，按住左键拖动"Mark 标记"放到通道显示窗中波形测量点上方松开左键，M 字母将落在波形曲线上，"Mark 标记"还可移动，不需要时将其拖回"Mark 标记区"即可。

10. 时间显示窗

显示记录数据的时间，在数据记录和反演时显示时间。

11. 数据滚动条及反演按钮区

用于实验记录和反演时快速数据查找和定位，可同时调节四个通道的扫描速度。

12. 分时复用区

下部有 5 个按钮，分别代表控制参数调节区、显示参数调节区、通用信息显示区、专用信息显示区、刺激参数调节区，这五个区可以通过点击相应按钮而相互切换。

（1）控制参数调节区 该区内有以下几个部分：通道信息显示区、增益调节旋钮、扫描速度调节器、时间常数调节旋钮、滤波调节旋钮、50Hz 滤波按钮、全导联心电选择按钮。其中通道信息显示区用于显示通道选择信号的类型，如心电、压力、张力等，其他均为记录系统的重要参数，前已述及。

（2）刺激参数调节区 这是调节输出刺激脉冲参数的调节区。刺激参数调节区又分基本信息区、程控信息区和波形编辑区等。基本信息区内有方波脉冲参数调节，包括刺激模式、方式、延时、波间隔、频率、强度、串长等参数的调节（前已述及）。程控信息区和波形编辑区多用于较复杂的实验，这里不再介绍。

（3）显示参数调节区 在此区内选择曲线的颜色、曲线背景色、标尺格线色、标尺格线类型、监听音量等。

（4）通用信息显示区 此区可显示每个通道的数据测量结果，如最大值、最小值、面积、平均值等 10 项内容。

（5）专用信息显示区 用来显示某些实验模块专用的数据测量结果，用于复杂的研究性实验，这里不再介绍。

第三节 生理学实验基本操作技术

一、实验动物的选择、抓取、固定与性别、年龄鉴定

（一）动物的选择

选择实验动物首先是根据实验目的，参考各类动物生理差异和个体差异；其次是根据动物是否容易饲养管理，是否经济实惠。

（1）处在不同进化地位的动物存在生理差别 动物愈高等，其器官功能愈复杂，对环境条件的要求也愈高。所以用蛙心做心脏离体实验，用蛙腿肌做肌肉离体实验，用脊蛙做简单的反射活动实验，而用高等动物做高级神经功能实验、呼吸活动实验、泌尿活动实验等。

（2）不同种类的动物存在生理差别 狗有与人基本相似的消化过程，所以常用狗做消化液分泌实验；猫有明显的躯体反射，所以常用猫做姿势反射实验；大白鼠、小白鼠肾上腺较发达，所以常用大、小白鼠做肾上腺摘除实验；家兔血压变化、呼吸变化、泌尿变化灵敏，所以常用家兔做血压调节、呼吸调节、泌尿调节等实验；家鸽飞行、蛙类游泳易显出平衡障碍，所以常用家鸽、青蛙做损毁前庭器实验。

（3）不同种类的动物存在解剖学差别 家兔颈部交感神经、迷走神经、减压神经（主动脉神经）分别走行，所以常用家兔做减压神经对心脏作用的实验；家兔两胸膜腔不沟通，所以常用兔做开胸暴露心脏手术实验；狗甲状旁腺位置较固定，所以常用狗做摘除甲状旁腺实验。

（4）不同个体存在生理差别 年幼动物对药物较成年动物敏感，对手术创伤也较敏感，所以常选择成年动物作为实验对象；雌性动物耐受性较雄性动物强，对药物敏感性也较雄性动物强，雌雄动物生理指标也不一样，如无特殊需要，一般选择雌雄各半；处在特殊状态下的动物，如怀孕、受乳期、衰竭、饥饿、寒冷、疾病等，生理机能很不稳定，对药物的敏感性、对刺激的反应机能也均不稳定，会造成实验结果出现很大偏差，甚至出现相反的结果。

健康哺乳动物的表现：毛色光亮，体表无疮痂溃疡，两眼明亮，眼鼻无分泌物，鼻端潮而凉，肛门无积垢，反应灵活，食欲较好。

健康两栖类动物的表现：皮肤湿润无溃疡，喜爱活动，静止时后肢蹲坐，前肢支撑，将头部和躯干挺起。

（二）动物的抓取和固定

在实验时为了不伤害动物，不影响观察指标，并防止被动物咬伤挠伤，首先要限制动物的活动，使动物处于安静状态，因此应合理抓取、固定动物。

1. 家兔

家兔不会咬人，但在其挣扎时容易挠伤操作者。一般用一手抓住家兔颈、背部皮肤，轻轻提起，另一只手托住其臀部，使其呈坐位姿势（图1-37）。

　　如只做静脉注射或取血，可将兔固定在兔盒中（图1-38）。如做颈、腹部手术，须麻醉后将家兔固定于兔解剖台上，由兔头固定器（夹）将兔头固定于兔解剖台立杆上；或用棉绳一端拴住动物的两只门齿，另一端拴在解剖台铁柱上，用布带固定四肢，在固定前肢时可将两布带及两前肢交叉从背后穿过固定。如

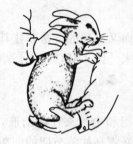
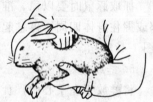

图 1-37　家兔的抓取

做开颅手术，常用马蹄形固定器固定兔头，先在两眼眶下剪去一块毛皮，暴露颅骨，用1mm钻头钻一小孔，将固定器的固定杆嵌在小孔中固定（图1-39）。

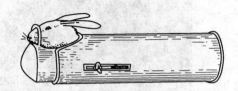

图 1-38　兔盒固定家兔

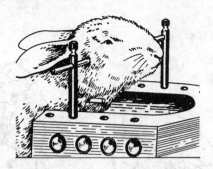

图 1-39　马蹄形固定器固定兔头

2. 小白鼠

　　通常用右手提起小鼠尾巴，将其放在实验台上或其他粗糙面，在其向前挣扎爬行时，用左手拇指与食指捏住其双耳间头、颈部皮肤（图1-40），将小鼠置于左手掌心，并用无名指、小指与手掌握住小鼠背部皮肤，即可将小鼠固定（图1-41），此时可进行腹腔注射、灌胃等手术。小鼠一般不会咬人，但动作要轻柔。如要尾静脉注射或尾部取血时，可在抓住尾巴把鼠放在实验台上时用玻璃钟罩将其扣住，而后进行尾静脉注射或取血。

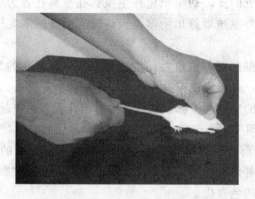

图 1-40　抓取小白鼠法

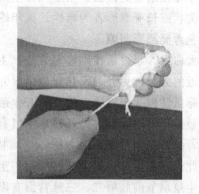

图 1-41　握持小白鼠法

3. 大白鼠

　　抓取大白鼠时一定不要惊动它，动作要轻柔，否则易被其咬伤。抓取时最好戴手套，先轻轻抓住其尾巴，将它提起，慢慢放在实验台上，左手抓住其两耳间头、颈部皮肤将鼠固定于左手中。此时可进行腹腔注射或灌胃等手术。

4. 豚鼠

抓取豚鼠时要以稳、准而又迅速的方法扣住其肩部，抓住其肩胛上方，用手指握住其颈部或握住身体四周，再拿起来 [图1-42(a)]。怀孕或个体较大的豚鼠，应以另一手托其臀部 [图1-42(b)]。

5. 蛙或蟾蜍

将蛙放于左手心中，食指和中指夹住两前肢，无名肢与小指夹住两后肢，拇指压住头部，使蛙体固定于手心，并暴露环枕关节间的间隙（图1-43），以便插入毁髓针破坏脑和脊髓。抓住蟾蜍时，特别用毁髓针插入蟾蜍枕骨大孔时，耳后毒腺可将毒汁射出，有时可达20cm远，甚至更远，此时要防止射到实验者眼里。

蛙与蟾蜍的固定均可用蛙钉将四肢钉于蛙板或蜡盘上。

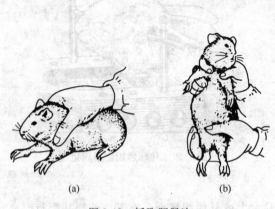

(a)　　　　　　　　(b)

图1-42　抓取豚鼠法

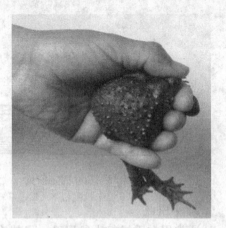

图1-43　蛙握持法

（三）动物性别鉴定

哺乳动物主要根据外生殖器来鉴别性别。

家兔性别鉴定方法：用手扒开生殖器附近的皮，幼年家兔外生殖器孔呈圆孔者为雄性，呈斜尖状或长椭圆形者为雌性；成年雄家兔外生殖器露出阴茎，天热时有明显的睾丸外露，雌家兔为椭圆形间隙。

大白鼠、小白鼠性别鉴定方法：主要根据肛门与生殖器间的距离区分，距离远的为雄，距离近的为雌。另外，天热时雄鼠睾丸下降，可摸到或可看到；雌鼠生殖器旁有乳头。

豚鼠性别鉴定方法：用手扒开生殖孔处的皮肤，雄豚鼠在圆孔中露出性器官的突起，雌豚鼠显出三角形间隙。另外，雌豚鼠有两个乳头。

青蛙、蟾蜍性别鉴定方法：把动物提起前肢作环抱状的为雄性，前肢呈伸直状的为雌性。此外，雄性在生殖季节前肢第一至三趾基部有椭圆形抱雌疣，雄性蟾蜍无论生殖季节还是非生殖季节前肢第二、三趾背面有黑褐色的色素疣。

（四）动物的年龄鉴别

动物的年龄鉴定主要是根据体重、行为、牙齿、指爪、皮毛、眼睛等体征综合判断。

兔的年龄鉴定：白色家兔幼年门齿洁白、短小、整齐，眼睛圆亮，被毛光亮且紧贴身体，指爪呈白色，爪根呈粉红色，随着年龄的增长，指爪逐渐露于脚毛之外。一岁以下家兔指爪红色部长于白色部，一岁家兔红色部与白色部长度相当，一岁以上白色部长于红色部。老年白色家兔指爪长而弯曲，色黄、有磨损；门齿厚黄，有磨损；眼睛蒙眬；被毛稀疏、无光泽。深色家兔与白色家兔的不同点是指爪呈黑褐色。

鼠类的年龄鉴定：一般根据体重来判断年龄（表1-1），也可根据生理特征来判断，如大鼠出生后约第19天长出第一对白齿，第35天长出第三对白齿，雄鼠第40天睾丸下降，雌鼠第72天阴道张开；雄小鼠出生后约21天睾丸下降，雌小鼠约第35天阴道张开。

表1-1　大白鼠、小白鼠年龄与体重关系

大白鼠		小白鼠		大白鼠		小白鼠	
年龄/d	体重/g	年龄/d	体重/g	年龄/d	体重/g	年龄/d	体重/g
40	40	20	8	120	196	60	24
60	80	30	14	160	228	80	27
80	130	40	18	200	250	90	28
100	165	50	22	320	290	120	30

豚鼠的年龄鉴定：豚鼠年幼时牙齿短白，指爪短而软，眼睛圆亮，被毛光亮且紧贴身体。老年豚鼠则齿长、爪长，被毛稀疏而无光泽，眼睛蒙眬，行动迟缓。

家鸽年龄鉴定：家鸽年龄大时，腿、趾鳞片明显而粗糙，羽毛蓬松且色暗污。

狗的年龄鉴定：成年狗一般42齿，8个月恒牙全部长成。幼年狗牙齿白而无磨损；1～2岁狗下颌前门齿逐渐被磨损；2～3岁狗下颌齿尖端因磨损而消失，上颌门齿开始磨损；4～5岁狗上颌门齿尖端因磨损而消失，牙齿变黄；5～10岁狗门齿全部磨损；10～12岁狗牙根全部磨损。

二、实验动物的给药途径

根据实验目的、动物种类、药物剂型的不同，对动物实施不同的给药方法。

1. 经口给药法

（1）口服法　把药物加入饲料中或饮水中，让动物自动摄入。

（2）灌胃法　将药物由灌胃针（管）直接灌入动物胃内。操作时将胃针（管）接在注射器上，动物取直立或平卧体位，固定动物头部，强迫动物张口，胃针（管）压在舌根部顺上腭缓缓插入至所需深度（图1-44），如小鼠3cm，大鼠5cm，家兔15cm，狗20cm。注意不要插入气管。

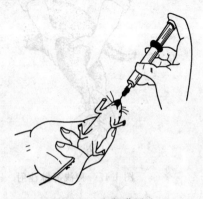
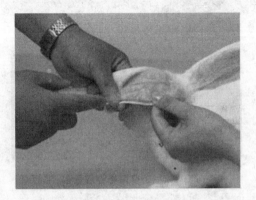

图1-44　小鼠灌胃法　　　　　　　　　图1-45　兔耳缘静脉注射法

2. 静脉注射

静脉注射时，针头与皮肤夹角保持15°左右，针尖斜面向上，针头向心方向进针，一般刺透皮肤即达血管深度，回抽针栓有血液进入针管时便表明已进入血管。如静脉细小，回抽针栓不易回血，可轻推针栓，如有明显阻力表明没有进入静脉。如血管较大（如猫下肢静脉），针头刺入血管后应将针头微挑，继续前进一段，再注入药液。

进针前应尽量使血管扩张，使用止血胶带扎缚静脉向心端；若血管较小（如家兔耳缘静脉），可按摩注射部位，或用酒精反复擦拭注射部位。为了防止血管滑动，特别是皮肤松弛部位，如猫下肢静脉，要尽量固定血管。若为慢性实验，进针前要先消毒。

进针后推注药液时，如阻力较大或皮下出现水泡，表明药液注入了皮下，可能没有进入静脉或已穿透静脉，需要重新进针。进针前要排净针管内的气体。推注药液时，始终保持针头向下，针栓向上，以防气泡注入静脉。

（1）家兔耳缘静脉注射　耳缘静脉位于耳廓外面的外侧缘，注射前先拔去耳缘被毛，用手轻弹、按摩，或用酒精棉球反复擦拭注射部位，使静脉充血；如有助手，可让助手用手捏住耳根部，阻止静脉血回流心脏。实验者左手食指与中指夹住耳缘端，拇指、无名指固定耳尖，右手持针在近耳尖处进针（图1-45），如进针失败，可在原进针部位的向心端方向再试进针。

（2）大鼠、小鼠尾静脉注射　鼠尾部有三条静脉，两侧和背侧各一条，其中两侧的尾静脉更适合静脉注射。

小鼠尾静脉注射时，先将小鼠扣在玻璃钟罩或大烧杯内，让其尾部露出，用酒精或二甲苯反复擦试鼠尾部，或将小鼠尾部浸于40～50℃的温水中1～2min，使尾静脉充分扩张。用左手拉小鼠尾部，右手持针刺入尾静脉，而后左手捏住鼠尾和针头，右手推注药物（图1-46）。如推注阻力较大或局部皮肤变白，表示针头未刺入静脉或已滑脱，应重新穿刺。注入量以0.15ml为宜。

大鼠幼鼠也可做尾静脉注射，方法与小鼠相同，但成年大鼠尾静脉穿刺困难，不宜尾静脉注射。

（3）猫、狗、豚鼠等动物前肢皮下静脉或后肢小隐静脉注射　操作时先剪去被毛，于静脉的向心端用止血胶带扎紧，以使静脉充盈，左手拇指固定血管，右手持针头向心方向穿刺（图1-47），刺透皮肤后回抽针栓，如有回血（血液进入针管），表明已穿入血管，此后针头微微挑起并前进一段，而后推入药液。

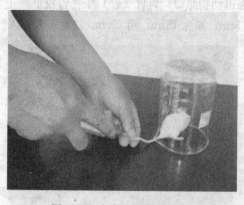

图1-46　小白鼠尾静脉注射

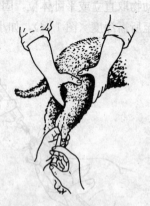

图1-47　狗浅静脉注射

3. 腹腔注射

当静脉注射不便时可采取腹腔注射。

（1）鼠类腹腔注射时　左手持鼠使其腹面向上，右手持针于腹部左或右下侧外1/4处进针，针头先刺入皮下，后再以 45°角斜刺穿过腹肌，进入腹腔，此时应有阻力消失感觉，而后微微挑起针头，确定没有刺入肠管后再推入药液（图 1-48）。

（2）兔、猫等腹腔注射　刺入部位应在腹部左右下侧距腹白线 1cm 处进针。进针时应仰卧并头低位。针刺透皮肤与腹肌进入腹腔后，应将针头轻轻挑起，确认没有刺入肠管而后再推入药液。

另外，猫、狗、家兔还可在大腿外侧行肌内注射，蛙类可行皮下淋巴囊注射（图 1-49）。

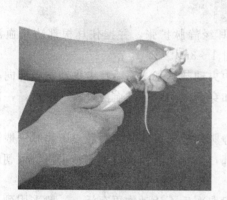
图 1-48　小白鼠腹腔注射

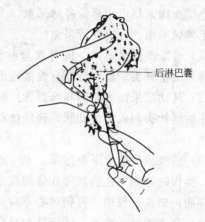
后淋巴囊

图 1-49　蛙淋巴囊注射

三、动物血样采集术

动物采血是实验中常用的技能。不同的动物和不同的采血量，可采用不同的采血方法。

1. 大白鼠、小白鼠血样采集

少量血样采集可采用眼静脉采血或尾静脉采血。大量采血可用心脏取血法。

（1）眼静脉采血术　将内径为 1.0～1.5mm 的玻璃管，折断成长 2.0cm 的毛细管段，浸入 1‰肝素溶液中，取出后干燥。取血时左手抓住鼠两耳间的枕、颈、背部皮肤，使头部固定，并轻轻向下压迫颈部两侧，引起头部静脉血回流困难，使眼眶静脉丛充血，右手持毛细管段，将其断端插入眼睑与眼球之间，而后轻轻向眼眶后部移动，并旋转毛细管以切开静脉丛，保持毛细管水平位，血液即流出，用事先准备的容器接收（图 1-50）。取血后立即拔出毛细管，放松左手即可止血。小白鼠一次可采血 0.2ml，大白鼠一次可采血 0.5ml。

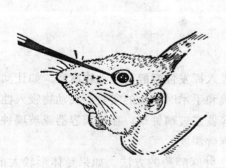
图 1-50　小鼠眼静脉取血

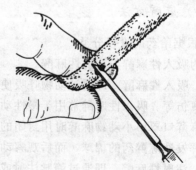
图 1-51　小鼠尾静脉取血

（2）尾静脉采血术　同尾静脉注射方法使尾静脉扩张，然后将尾尖端剪断，即可流出血液（图 1-51）。如血流不畅，可用手轻轻从尾根部向尾尖部挤压数次，可取到数滴血液。

（3）心脏采血术 将鼠用左手固定后，右手先触摸心脏搏动最显著的部位，并做记号，而后右手持注射器（装小号针头），由肋间隙穿刺，一般穿透胸壁即可进入心脏，轻轻回抽针栓，如有快速的回血（血液进入针管），则尽可能快地抽取血液，以防血液在针管内凝固；如没有回血，可稍前进或稍后退，再回抽针栓，看看是否有回血，反复几次后仍无回血应重新穿刺。心脏采血6～7天后可重复进行心脏采血。

2. 家兔血样采集

小量血样采集可用耳缘静脉采血，大量血样采集可用耳动脉采血、心脏采血、前肢或后肢皮下静脉采血、分离血管采血。

（1）耳缘静脉采血术 同耳缘静脉注射术使耳缘静脉扩张，并捏住耳根部防止血液回流，而后用粗针头刺破血管即有血液流出，可采血1～3ml。

（2）耳动脉采血术 同耳缘静脉注射术使耳中央动脉扩张，而后在中央动脉中部向心方向将注射器针头刺入中央动脉，轻轻抽动针栓，如穿刺成功，可见血液进入注射器，一次采血可达10ml。

（3）前肢或后肢皮下静脉采血术 前肢皮下静脉一般选头静脉，后肢皮下静脉一般选隐静脉。操作时应先用止血胶带扎住前肢或后肢根部，防止血液回流，如血管很粗，可朝向心方向穿刺；如血管较细，可朝远心方向穿刺。

（4）分离血管采血术 适于特大量取血，一般取血后不让动物再存活。一般采用颈总动脉、股动脉、颈外静脉、股静脉。操作时先将动物麻醉，手术分离相应的血管，而后插入动脉插管，并通过导管引向容器。如果是静脉插管，经过特殊处理后可将导管固定，并可长时间多次采集血样。

家兔也适于心脏采血，家兔麻醉后仰卧固定，在触摸心脏跳动处进针采血。

3. 其他动物血样采集

狗血样采集可经过耳血管采血、前肢或后肢皮下静脉采血，以及分离血管采血。

豚鼠血样采集可用眼静脉采血、心脏采血法等。

四、动物的麻醉

麻醉是消除动物在实验过程中所致的不适感，保持动物安静，确保实验顺利进行的重的条件。

（一）麻醉方法

1. 根据给药的途径分类

分为吸入性麻醉与注射性麻醉。

（1）吸入性麻醉 即通过动物呼吸使动物吸入挥发性麻醉药使动物麻醉。如让动物吸入乙醚、氯仿等。吸入性麻醉常用于慢性动物实验和手术时间短的实验。大动物吸入性麻醉使用动物麻醉口罩，小动物麻醉时用封闭的玻璃容器或玻璃钟罩，在玻璃容器或玻璃钟罩内放入浸有挥发性麻醉药的棉球，而后观察动物的麻醉深度。

（2）注射性麻醉 即通过静脉注射或腹腔注射麻醉药的方法。如果是体形较大的动物，如猫、兔、狗等多用静脉注射方法，大白鼠、小白鼠多用腹腔注射方法。

2. 根据麻醉的范围分类

分为全身麻醉法和局部麻醉法。

（1）全身麻醉法　可用吸入挥发性麻醉药和注射麻醉药法使动物麻醉。全身麻醉时动物常表现为几个阶段，了解这些阶段有利于把握动物的麻醉深度。①朦胧期，动物逐渐失去意识，对疼痛刺激反应减弱，瞳孔开始散大，动物站立时平衡失调。②兴奋期，动物反射功能亢进，出现不自主的运动，肌肉紧张性增加，血压升高，脉搏加快，瞳孔散大，呼吸不规则，眼球出现震颤，如受到外来刺激，可出现强力挣扎现象。③麻醉期，此期兴奋现象逐渐消失，血压、心率、呼吸变得沉稳，反射活动严重减弱或消失。④延髓麻醉期，即麻醉过量，此期出现呼吸停止，瞳孔全部放大，心脏停止跳动，发现此现象应立即抢救。

麻醉的深浅可根据呼吸、角膜反射、肌肉紧张性以及皮肤痛反应等判断。当呼吸突然变深变慢、角膜反射的灵敏度明显下降或消失（用棉绒擦拭角膜试验）、四肢和腹壁肌肉松弛、皮肤夹捏无明显疼痛反应时应立即停止给药。静脉注射时应坚持先快后慢的原则，根据动物的反应把握注射量。如麻醉过深出现呼吸停止时，应立即进行人工呼吸，并注射苏醒剂，如咖啡因（1mg/kg 体重）、尼可刹米（2～5mg/kg 体重）或山梗茶碱（0.3～1ml/kg 体重）等。如心跳严重减弱或停跳，应立即进行心脏按摩，并注射温热生理盐水和肾上腺素。

（2）局部麻醉法　局部麻醉是通过局部使用麻醉药，使动物局部失去感觉和运动能力。局部麻醉有表面麻醉、浸润麻醉、传导麻醉等方法。浸润麻醉是将麻醉药物注入皮下、皮下组织或手术野深部组织。传导麻醉是将麻醉药注入或涂抹于神经干表面。局部麻醉多用于局部手术。

（二）常用麻醉药物及其常用剂量

由于不同种类动物对不同麻醉药的敏感性不同，各种麻醉药对动物生理机能的影响以及麻醉时间也不一样，所以选择适当的麻醉药是保证实验顺利进行和获得正确实验结果的重要条件。理想的麻醉药应具备三个条件：①麻醉完全，使动物无痛，麻醉时间大体满足实验要求。②对动物的毒性及所研究的机能影响最小。③应用简便。

1. 乙醚

乙醚是一种吸入性麻醉药，适于动物的短时间手术。乙醚麻醉量与致死量相差大，所以安全度较高。乙醚麻醉的初期出现强烈的兴奋现象，这造成经验不足的操作者因误认为麻醉缓慢而容易使动物麻醉过深而死亡。另外，乙醚对黏膜刺激较强。乙醚多用于手术时间短的实验或慢性实验。

2. 氯仿

氯仿的麻醉作用比乙醚大，诱导期（朦胧期与兴奋期）较短，麻醉量与致死量接近，故安全度较小，一般与乙醚混合使用。生理学上常单独使用氯仿麻醉豚鼠内耳。

3. 巴比妥类

各种巴比妥类药物的代谢速度不同，因此在体内的作用时间有很大差别，如苯巴比妥钠、异戊巴比妥钠为长效麻醉药，可作用 3～5h；戊巴比妥钠为中效麻醉药，可作用 1～3h；硫喷妥钠为短效麻醉药，仅可作用 10～15min。各类动物巴比妥类药物的用量及作用特点见表 1-2。

4. 氨基甲酸乙酯（乌拉坦）

氨基甲酸乙酯可导致动物持久的浅麻醉，对呼吸无明显的影响。氨基甲酸乙酯对兔的麻醉效果较好，是兔急性实验的首选麻醉药。有实验证明氨基甲酸乙酯能诱发大鼠和兔肿瘤。各种动物使用剂量见表 1-2。

5. 氯醛糖

氯醛糖溶解度较小，最好在水浴锅内加热（因温度过高会降低药效），常配成1%水溶液。氯醛糖安全度较大，能导致持久的浅麻醉，对植物性神经中枢的机能无明显抑制作用，对痛觉的影响也极微，故特别适用于研究要求保留植物神经生理反射的实验。各种动物使用剂量见表1-2。

6. 酒精

酒精也可作为麻醉药，酒精麻醉的兴奋期稍长，但安全度较大。作者多用酒精麻醉家兔做血压调节、呼吸调节、泌尿影响因素等实验，均取得良好效果。各种动物使用剂量见表1-2。

表 1-2 各种麻醉药的使用剂量与作用特点

麻醉药品	使用对象	给药途径	浓度/%	使用剂量/(ml/kg)	维持时间/h	作用特点与注意事项
戊巴比妥钠	狗、猫、兔	静脉	3.0	1.0	1～3	对呼吸、循环系统无显著影响，呼吸稍变慢。药品配制后可保持1～2月，用时配成生理盐水溶液
		腹腔	3.0	1.4～1.7		
	豚鼠	腹腔	2.0	2.0～2.5		
	鼠类	腹腔	2.0	2～3		
	鸟类	肌肉	2.0	2.5～5.0		
异戊巴比妥钠	狗、猫、兔	静脉	5.0	0.8～1.0	3～5	作用同戊巴比妥钠
		肌肉腹腔	10.0	0.8～1.0		
	鼠类	腹腔	10.0	1.0		
（苯）巴比妥钠	狗、猫	腹腔静脉	3.5	2.2～3.0	3～5	麻醉诱导期长，深度不易控制，对呼吸、血压和其他功能无大影响，实验前0.5～1h用药
	兔	腹腔	3.5	4.3～6.0		
	鸽	肌肉	5.0	6.0		
硫喷妥钠	狗、猫、兔	腹腔静脉	2.0	1.3～2.5	0.5～1.0	麻醉快，对胃、肠无影响，对呼吸有抑制作用，常使喉头痉挛，注射宜慢，用量要灵活
	大白鼠	腹腔	1.0	5.0～10.0		
氨基甲酸乙酯	狗、猫、兔	腹腔静脉	30.0	2.5～3.3	2～4	作用温和，安全度大，适用动物广，可用于基础麻醉或全麻醉。麻醉过程注意保温
	豚鼠鼠类	肌肉腹腔	20.0	7.0		
	鸟类	肌肉	20	6.0		
	蛙类	淋巴囊	20	2～3ml/只		
氯醛糖	狗、猫	静脉	10.0	0.8～1.0	1.5～3	药品溶解时需水浴加热
		腹腔	10.0	1.0～1.5		
	兔	静脉	5.0	1.0～1.5		
酒精	狗	静脉	32	12.0～15.0	2～4	兴奋期稍长
	兔	静脉	32	5.0		

五、动物实验基本操作技术

1. 皮肤切口与分离皮下组织

首先确定切口的大体位置与切口大小，而后根据切口的位置和大小备皮。备皮时最好左手绷紧皮肤，右手用剪毛剪或粗剪紧贴皮肤剪去被毛。备皮后确定切口的具体部位，必要时要做出标志。切口时操作者左手将预定切口部位皮肤绷紧，右手持手术刀切开皮肤。如果是急性实验，为了减少流血，切开皮肤时可先切开一小口，左手用止血钳提起切口处皮肤，右手持止血钳钝性分离皮下组织（图 1-52），使欲切口的皮肤与皮下组织分离，而后将欲切口的皮肤先用止血钳夹一下，再用手术剪将皮肤剪开，重复以上操作使切口开至所需要的大小。最后操作者与助手用止血钳（必要时用手术剪）对皮下组织进行钝分离，直到暴露所要研究的器官。

　　2. 止血

　　手术过程中应注意不要损伤大血管，并及时止血，以保持手术野清晰。止血方法视情况而定，微小血管损伤引起的局部组织渗血，一般用浸温热盐水的纱布压迫止血，切记不可用纱布擦拭，以防损伤神经等重要结构。如有明显血管损伤出血时，可用止血钳夹住出血点及周围的少量组织；如出血点为明确的大血管出血，应在止血钳夹住出血点后用丝线结扎。肌肉组织出血多为渗血，且出血较多，可将肌肉结扎。

　　3. 打结

　　常用手术结主要有平结（方结）、外科结和三叠结（图 1-53）。常用的打结方法有单手打结和器械打结。

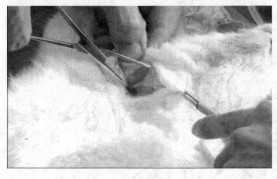

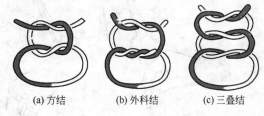

(a) 方结　　　　(b) 外科结　　　　(c) 三叠结

图 1-52　钝性分离皮下组织　　　　　　　图 1-53　方结、外科结与三叠结

　　（1）单手打结　适用于结线较长，位置表浅的结扎点，但简便迅速。动作分解见图 1-54。

　　（2）器械打结　是用止血钳或持针钳打结，适用于结线较短、位置较深、手术野狭窄、手术精细的手术。动作分解见图 1-55。

　　打结过程中，收紧线时要注意三点成一直线，即左手用力点、右手用力点、结扎点成一直线，任一线不能向上提起，否则结扎点容易撕脱或打成滑结。同时第一结和第二结的方向不能相同，收紧线时两手用力要均匀。

　　4. 缝合

　　缝合是将手术过程中断开的组织重新连在一起。需要缝针、缝线、持针钳。持针钳夹在弯缝针的中后 1/3 交界处，针尖垂直刺入，按弧线方向用力。缝合线间距离一般在保证皮肤或其他组织对接严密的情况下，针数愈少愈好，一般皮肤缝合为 0.5～1.5cm。皮肤较厚的动物（如狗）距离可远一些。缝合方法较多，可根据需要选择。

　　5. 肌肉、神经与血管的分离

　　在分离组织时一般情况要钝性分离，即用止血钳、剪刀插入组织，而后将止血钳、剪刀张开，用止血钳、剪刀尖端的外侧面分离组织，或者将玻璃分针插入组织勾画。较软的组织多使用止血钳、玻璃分针，较硬的组织使用剪刀。用剪刀分离组织时不能插入组织过深。如

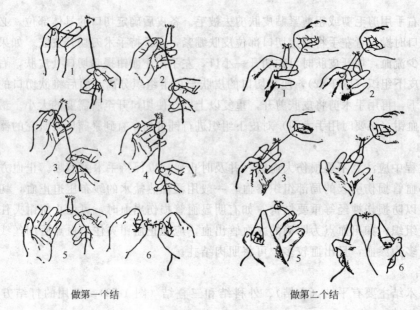

做第一个结   做第二个结

图 1-54　单手打结分解图

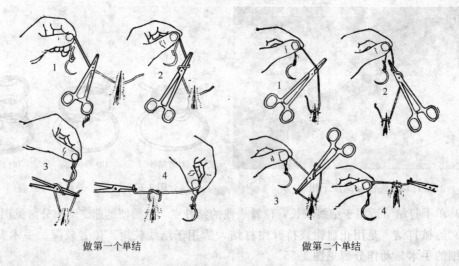

做第一个单结   做第二个单结

图 1-55　器械打结分解图

组织特别坚韧要改为锐性分离，即用手术刀、手术剪剪切。为了防上组织出血，在剪断前可用止血钳夹持片刻后再剪切。如果在分离组织时遇到较大血管，可先结扎，后剪断。如遇神经要尽量避开。

分离肌肉时应使用止血钳或玻璃分针在整块肌肉与其他组织之间顺着肌肉方向将肌肉分离，绝不可在一块肌肉内的肌纤维间任意穿插。如果需要将肌肉切断，需先将肌肉两端结扎，而后将肌肉切断。

神经与血管都是比较娇嫩的组织，因此分离时应动作轻柔，不能用止血钳、手术镊夹持。分离时应先用蚊式止血钳、玻璃分离针顺着神经或血管走行方向将其周围的组织分离，将其从其他组织中游离出来。在神经、血管游离出来后穿线时，切记线要用生理盐水浸泡过，穿线过程不能锯伤神经或血管。神经与血管分离完备后，为防止干燥和保温，可在创口内滴加适量温热石蜡油，并盖上一块温生理盐水浸泡过的纱布。

第二章　基本组织

实验一　上皮组织与结缔组织

【实验目的】

1. 掌握被覆上皮的光学显微镜结构特点；熟悉黏液性腺细胞、浆液性腺细胞及三种腺泡的光学显微镜结构特点；熟悉细胞表面特化结构的特点。

2. 掌握疏松结缔组织的结构特征；熟悉胶原纤维、弹性纤维、网状纤维、成纤维细胞、巨噬细胞、肥大细胞、浆细胞和脂肪细胞的光学显微镜结构；熟悉骨组织的光学显微镜结构；了解软骨组织的结构特征。

【主要器材】

肾切片（HE染色）、胆囊切片（HE染色）、气管切片（HE染色）、食管切片（HE染色）、膀胱切片（HE染色）、皮肤切片（HE染色）、肌腱切片（HE染色）、椎间盘切片（HE染色）、舌下腺切片（HE染色）、回肠切片（shiff试剂、阿利新蓝、苏木精染色）、肠系膜铺片（镀银染色）、皮下结缔组织铺片（活体台盼蓝注射，Gomori醛-苏木精、曙红、橘黄复染法）、淋巴结切片（镀银染色，示网状纤维）、骨横切片（硫堇苦味酸染色）。

以上相应结构的教学课件（幻灯片）或教学图片。显微镜、载玻片、盖玻片、亚甲基蓝溶液、蒸馏水、甘油、蟾蜍、毁髓针、吸水纸、大头针、滴管、解剖器一套、香柏油。

【实验内容】

一、上皮

（一）被覆上皮

1. 单层扁平上皮与单层立方上皮

观察标本：肠系膜铺片（镀银染色）、肾脏切片（HE染色）

（1）肠系膜铺片

肉眼观察：标本呈浅褐色，厚薄不一，选择淡黄色区域较薄处镜下观察。

低倍镜观察：细胞多边形，边界为黑色波纹形线条（为银染的细胞间质），细胞核圆或椭圆形，淡染明亮，活体时位于中央。有时见核偏位，是因铺片时牵拉标本所致。

（2）肾脏切片

肉眼观察：标本表面染色较红部位为皮质，深部染色浅处为髓质。

低倍镜观察：浅层皮质可见一个个圆球状结构是肾小体，中央为血管球，周围有空隙为肾小囊腔；肾小囊腔外壁为单层扁平上皮，可见细胞呈长梭形。皮质与髓质的主要结构成分是小管，管壁由单层上皮细胞组成，大部分小管的细胞呈锥形、立方形或低柱状；细胞核为圆形，位于细胞中央或近基底；细胞质染红色，为单层立方上皮。髓质部一些小管的管壁细胞扁平，为单层扁平上皮。

高倍镜观察：肾小囊外壁单层扁平上皮细胞的核呈蓝色，略突出，细胞质少、呈红色，细胞界限不清。上皮基膜较清楚。

2. 单层柱状上皮

观察标本：胆囊切片（HE染色）

肉眼观察：标本一侧或腔内面染紫蓝色线状结构为黏膜上皮，染红色的为胆囊壁的其他组织。

低倍镜观察：胆囊腔面覆盖有单层柱状上皮，细胞排列紧密整齐。胞质染红色，胞核椭圆形，染蓝色，近细胞基部，细胞分界较清楚。

高倍镜观察：相邻上皮细胞之间的红色线状结构为细胞间质成分，上皮与深面组织交界处为基膜位置，光学显微镜下不易分辨。把虹彩光圈缩小，减少光量，可见细胞的游离面有一层较亮的粉红色膜状结构，即纹状缘。

3. 假复层纤毛柱状上皮

观察标本：气管切片（HE染色）

肉眼观察：标本中染紫蓝色的一侧为腔面的黏膜。

低倍镜观察：黏膜的表面覆盖有假复层纤毛柱状上皮。多数上皮细胞胞质染红色，杯状细胞胞质呈空泡状。由于细胞高矮不一，故胞核排列成复层。上皮与深面组织之间的红色均质膜状结构为基膜。

高倍镜观察：假复层纤毛柱状上皮由四种细胞组成。柱状细胞胞核椭圆形，居浅层；梭形细胞胞核呈椭圆形，染色深，居中层；锥形细胞胞核小而圆，居深层；杯状细胞胞核呈三角形或半月形，位于中层。

上皮细胞游离面可见纤毛，基底面可见明显的基膜。

4. 复层扁平上皮

观察标本：食管切片（HE染色）

肉眼观察：食管腔面不规则，染紫蓝色线状结构为复层扁平上皮。

低倍镜观察：食管的上皮为未角化复层扁平上皮，细胞排列为多层。有的地方较厚，有的稍薄，故基底面呈波浪状

高倍镜观察：浅层为数层扁平细胞，胞质嗜酸性，染色较深，细胞分界不清楚，核扁圆形，位于细胞中央。中层为多层多边形细胞，分界清楚，细胞之间形成许多棘样结构。基底层细胞呈立方或低柱状，核圆形，胞质强嗜碱性，有时可见核分裂相。基膜不明显。

5. 变移上皮

观察标本：膀胱切片（HE染色）

肉眼观察：标本中染紫红色的一侧为膀胱腔面的黏膜。

低倍镜观察：黏膜表面覆盖有变移上皮，细胞核排列为复层，细胞分界较清楚，胞质染色浅。

高倍镜观察：表层细胞体积大，呈立方形或倒梨形，称为盖细胞，胞质嗜酸性；顶部胞质浓缩深染为壳层，胞核圆形，可见双核。中层细胞呈多边形，基底细胞呈立方形或低柱状。基膜不明显。

（二）腺上皮

观察标本：舌下腺切片（HE 染色）、回肠切片（shiff 试剂、阿利新蓝、苏木精染色）

1．舌下腺切片观察

黏液性腺细胞呈很淡的蓝色，浆液性腺细胞呈红色或紫红色，腺细胞围成泡状，腺泡间有大小不一的各种导管。

2．回肠切片观察

单层柱状上皮内分布着蓝色、紫红色、玫瑰红色的杯状细胞。细胞呈高脚杯状，游离端为膨大的杯腹，内充满着色的黏原颗粒，近基底部为一细柄，其上部有细胞核。

二、结缔组织

（一）疏松结缔组织

观察标本：食管切片（HE 染色），皮下结缔组织铺片（活体台盼蓝注射，Gomori 醛-苏木精、曙红、橘黄复染法，）

1．食管切片

肉眼观察：管壁分为三层，内外两层染色较深，中层染色浅，由疏松结缔组织构成。

低倍镜观察：疏松结缔组织中纤维不够清晰，排列疏松，着红色。基质着色较淡，细胞轮廓不清，仅见染成蓝色的胞核。

高倍镜观察：

① 胶原纤维。较粗且大小不均，染成粉红色，呈带状，或块状、点状断面。

② 弹性纤维。调节微调，可见组织中有亮红色断点状或细丝状结构，即为弹性纤维。

③ 细胞。镜下所见紫蓝色椭圆形胞核，主要为成纤维细胞核，细胞轮廓不清。其他细胞较少，不易识别。

2．皮下组织铺片

肉眼观察：皮下疏松结缔组织铺片，厚薄不均。

低倍镜观察：纤维粗细不等，染红黄色带状的是胶原纤维，紫蓝色细丝状的是弹性纤维。

高倍镜观察：选择较薄的、细胞和纤维较分散的部位进行观察。

（1）纤维

① 胶原纤维：粗大，红黄色直行或波浪形的带状结构。

② 弹性纤维：较细，呈紫蓝色直行、弯曲或螺旋状的细丝。

（2）细胞

① 成纤维细胞：星形多突，胞质较丰富，染成粉红色。胞核紫蓝色，圆形或卵圆形。纤维细胞较小，为长梭形，胞质较少，仅见染紫蓝色的长椭圆形的胞核。

② 巨噬细胞：呈圆形、椭圆形或不规则形。胞质丰富，含吞噬的台盼蓝染料颗粒。胞核小、着色较深，呈圆形或卵圆形。

其他细胞不易分辨。

（二）骨组织

观察标本：骨横切片（硫堇-苦味酸染色）

肉眼观察：标本不规则，凸的一面为外面，相对应的凹面为骨髓腔面，标本染棕褐色。

低倍镜和高倍镜观察：在较暗的光线下从外向内观察，最外层为数层平行排列的外环骨板；骨髓腔表面的骨板与外环骨板排列一致，为内环骨板，但层数较少，且不平整。

介于内、外环骨板之间呈同心圆排列的结构为骨单位。骨单位之间的不规则骨板为间骨板。另外，有时可见在内、外环骨板间或将两哈佛氏管相连的管道，呈纵切或斜切，为穿通管。

骨单位：由中央管和其周围同心圆排列的哈佛氏骨板组成。骨板内或骨板间可见许多菱形裂隙，即骨陷窝，为容纳骨细胞胞体的位置。由骨陷窝向各个方向伸出一些细长的分支小管即骨小管，容纳骨细胞的突起。

三、示教（一）

（一）致密结缔组织

观察标本：皮肤切片（HE染色），肌腱切片（HE染色）。

1. 皮肤切片

肉眼观察：标本中染紫蓝色的为上皮，其深面染粉红色的为不规则致密结缔组织。

低倍镜和高倍镜观察：不规则致密结缔组织中的纤维成分因排列方向不一致，被切成各种断面。其中胶原纤维较粗大，染粉红色。弹性纤维较细，染亮红色。纤维束之间有染紫蓝色的细胞核，主要为成纤维细胞的核。

2. 肌腱切片

肉眼观察：红色条状是肌腱的纵切，红色块状是肌腱的横切。

低倍镜和高倍镜观察：胶原纤维束平行排列，染为红色。细胞单行排列于胶原纤维束之间，呈长梭形，胞质少，胞核呈杆状或椭圆形，又称腱细胞。

（二）脂肪组织

观察标本：人的体皮切片（HE染色）。

肉眼观察：标本中呈蜂窝状、染色浅的一侧是皮下脂肪组织。

低倍镜观察：皮肤深部的皮下组织中，可见脂肪组织被疏松结缔组织分隔成小叶，小叶内有许多排列密集的空泡状的脂肪细胞。脂肪细胞胞质呈空泡状是由于脂滴在制片过程中被溶解所致。

高倍镜观察：脂肪细胞呈球形或多边形，胞质内含一大空泡，仅见周边薄层胞质，核被挤压至一侧近胞膜处，呈扁平状。

（三）网状结缔组织

观察标本：淋巴结切片（镀银染色）。

肉眼观察：标本棕黄色

低倍镜观察：选择比较疏松而色浅的部位，换高倍镜观察。

高低镜观察：网状纤维呈灰黑色，粗细不等，分支交错成网。网眼中有许多圆形黑色的细胞核为网状细胞及淋巴细胞的核。网状细胞核通常较淋巴细胞核稍大，色浅，核仁明显。

（四）软骨组织

观察标本：气管软骨切片（HE染色）、椎间盘切片（HE染色）。

1. 气管软骨切片

肉眼观察：标本中部染浅蓝色带状结构即为透明软骨。

低倍镜观察：透明软骨由中央染浅蓝色的透明软骨组织和周围染红色的致密结缔组织（软骨膜）两部分组成。透明软骨边缘的基质染粉红色，愈向中央嗜碱性愈强。周边的软骨细胞体积较小，细胞较幼稚，呈扁圆形，单个分布。深部软骨细胞逐渐变大，呈圆形或椭圆形，具有明显的软骨陷窝，陷窝周围的蓝色环状软骨基质即为软骨囊。软骨细胞在囊内分裂，多个细胞排列在一起，为同源细胞群。

高倍镜观察：软骨细胞胞质弱嗜碱性，核较小，位于细胞中央。生活状态时，软骨细胞充满软骨陷窝内，但在 HE 染色切片中，胞质收缩，细胞变得不规则，因而与软骨囊之间出现腔隙。细胞间质中含胶原纤维，其折光率与基质相同，故不易分辨。

2. 椎间盘切片

肉眼观察：切片为红色条状。

低倍镜和高倍镜观察：纤维软骨中有大量染红色的平行或交错排列的胶原纤维束，软骨细胞小而少，成行排列于胶原纤维束之间，软骨基质不明显。

四、示教（二）

1. 活动纤毛观察

取一蟾蜍（或蛙），用自来水冲洗干净，用毁髓针捣毁脑和脊髓。剪取蟾蜍舌、腭、咽部黏膜放在载玻片上。

低倍镜观察：观察边缘或近边缘较薄的部位，找到摆动的纤毛，换高倍镜观察。

高倍镜观察：上皮游离面的纤毛呈节奏的同向摆动。

2. 皮下疏松结缔组织简易铺片制作与观察

① 切开腹部皮肤，在皮下取其一些丝状物（疏松结缔组织）放载玻片上，用解剖针和眼科镊展开、展薄，待稍干加一滴亚甲基蓝溶液，盖上薄片，用吸水纸吸去多余水分。

② 在显微镜下观察，可见呈深蓝色的细纤维为弹性纤维，浅蓝色的粗纤维为胶原纤维，纤维间深蓝色小点为细胞核。

【问题讨论】

1. 总结上皮组织的结构特点、分布部位和功能。
2. 总结结缔组织的结构特点及各类结缔组织的分布。
3. 疏松结缔组织有哪些细胞及纤维成分？这些细胞与纤维的功能如何？
4. 简述长骨的组织结构。

实验二　肌肉组织与神经组织

【实验目的】

1. 掌握三种肌肉组织的结构特点。
2. 掌握神经元形态结构特点，熟悉有髓神经纤维的结构特点，熟悉神经末梢的形态特征。

【主要器材】

平滑肌分离装片（卡红染色），膀胱切片（HE 染色），神经纤维纵、横切片（HE 染色），手指皮肤切片（HE 染色），骨骼肌纵、横切片（铁苏木精染色），心肌切片（磷钨酸-苏木精染色），脊髓神经元分离装片（美蓝染色），脊髓切片（Cajal 镀银染色），运动终板压

片（氯化金染色）

以上相应结构教学课件（幻灯片）和教学图片。蟾蜍，1%亚甲基蓝溶液，眼科剪，载玻片，盖玻片，1%醋酸，0.65%生理盐水，显微镜。

【实验内容】

一、肌肉组织

（一）骨骼肌

观察标本：骨骼肌纵、横切片（铁苏木精染色）

肉眼观察：紫红色。纵切面呈长方形，横切面呈圆形。

低倍镜观察：骨骼肌纵切面肌纤维平行排列。肌纤维表面有明暗相间的横纹，靠近肌膜处有许多蓝紫色细胞核。肌纤维间有极少量结缔组织成分。骨骼肌横切面肌纤维呈大小相近的红色块状断面，胞核圆形，染紫蓝色，位于细胞周边。

高倍镜观察：纵切面上的骨骼肌细胞呈长圆柱形，明暗相间的横纹明显。横切面上骨骼肌纤维胞质内含有丰富的红色细小颗粒，即肌原纤维。肌纤维借少量的疏松结缔组织相连，疏松结缔组织中有少量长梭形细胞核。

（二）心肌

观察标本：心肌切片（磷钨酸-苏木精染色）

肉眼观察：标本呈蓝色。

低倍镜观察：在纵切片面上可见到心肌的纵、斜等切面，肌纤维短柱状，有不明显的环纹，多单核，个别有双核，细胞间闰盘明显，肌纤维相互连接呈网状，肌纤维间有少量结缔组织。横切面肌纤维为不规则的圆形，大小不一，少数可见细胞核，肌纤维间有少量结缔组织。

高倍镜观察：在纵切面上可见心肌纤维彼此分支连接成网状，细胞连接处为闰盘，细胞核卵圆形，位于纤维中央，肌纤维的横纹不如骨骼肌明显。肌纤维之间结缔组织中有丰富的血管。从横切面上可见心肌纤维呈不规则的圆形，细胞质内含有丰富且相对分散的红色细小颗粒，即肌原纤维。

（三）平滑肌

观察标本：膀胱切片（HE染色）、平滑肌分离装片（卡红染色）。

1. 平滑肌分离装片

低倍镜观察：肌纤维细长梭形。

高倍镜观察：肌纤维细长梭形，细胞核长椭圆形，位于肌纤维中部。未分离开的肌纤维以斜面相贴。

2. 膀胱切片

肉眼观察：标本周围染红色的一层为膀胱的肌层，为观察的重点。

低倍镜观察：从内向外可见变移上皮、结缔组织，较厚一层为不同切面的平滑肌纤维束。呈块状的是平滑肌横切，呈条状的是平滑肌纵切。

高倍镜观察：纵切的平滑肌细胞外形为梭形；细胞核棒状或椭圆形，染色较淡，单个位于细胞中央；细胞质嗜酸性，染红色。各平滑肌细胞紧密相邻，以斜面相贴平行排列成束。横切平滑肌细胞外形大小不等，呈相似的圆形或不规则多边形，染红色，大者中部可见圆形染蓝色的细胞核，小的无核。

二、神经组织

（一）神经元的形态结构

观察标本：脊髓神经元分离装片（美蓝染色），脊髓横切片（Cajal 镀银染色）。

1. 脊髓神经元分离装片

低倍镜观察：神经元多突起，大小差别较大。细胞核大，核仁明显。

高倍镜观察：神经元胞体或突起内有大量的尼氏体。神经元突起多有呈阶段性分布的髓鞘。

2. 脊髓横切片

肉眼观察：标本呈棕黄色，横椭圆形，浅层着色较深，为白质；深部着色较浅，为灰质，呈蝶形。脊髓以前正中裂与后正中沟为界分为对称的两部分。

低倍镜观察：脊髓灰质前角多大型神经元，后角、中间带神经元胞体较小。在神经元间有走行复杂的神经纤维。白质充满着色较深的神经纤维。

高倍镜观察：灰质前角大型神经元胞体呈多角形，胞体内细胞核大，着色浅，核仁明显。胞质内和突起内有细纤维样物质——神经原纤维。如果染色较好，胞体表面可见附有黑色小体，即突触小体。白质内神经纤维表面多棘刺。

（二）有髓神经纤维的结构

观察标本：神经纤维纵切片及横切片（HE 染色）

肉眼观察：神经纵切面呈长条状，横切面呈圆块状。

低倍镜观察：纵切面的神经外面包以疏松结缔组织，即神经外膜，内含一些脂肪细胞与小血管，神经纤维排列紧密。在横切面中，可观察到神经是由若干大小不同的神经纤维束组成的，每一神经纤维束又由许多神经纤维组成。分清神经外膜、神经束膜和神经内膜。

高倍镜观察：纵切面中选择一条切到郎氏结的神经纤维仔细观察。中间有一条染成紫蓝色的线状结构是神经元胞突，胞突外包有髓鞘。由于髓鞘中的类脂成分在制片过程中被酒精溶解，因而只剩下一些染成红色的网状结构。在髓鞘的边缘处可见椭圆形的神经膜细胞核即雪旺细胞（施万细胞）核。相邻两个郎氏结之间的一段神经纤维为一个结间体。在横切面中，神经纤维断面呈大小不同的圆形。中央紫色的圆点是轴突，外包有染色浅淡的髓鞘。边缘有紫色的膜，为神经膜，有时可看到神经膜细胞核。

（三）运动终板

观察标本：运动终板压片（氯化金染色）

肉眼观察：标本蓝色。

低倍镜观察：压扁的骨骼肌纤维被染成淡紫色或淡红色，不具有完整的纤维形态，神经纤维及其终末染成黑色。神经纤维束不断分出单条神经纤维（轴突）走向骨骼肌纤维，轴突近终末处呈花枝状，其末端呈环状贴附在骨骼肌纤维表面，形成运动终板。

高倍镜观察：轴突末梢的分支呈爪状扭曲膨大，附着在骨骼肌纤维表面。神经纤维呈节段性，郎飞结明显。

三、示教

1. 环层小体与触觉小体

观察标本：手指皮肤切片（HE 染色）

肉眼观察：标本的表面染深紫红色者是上皮，上皮深面染粉红色者是结缔组织。

低倍镜和高倍镜观察：环层小体位于真皮致密结缔组织深面，体积较大，圆形或卵圆形，由多层同心圆排列的扁平细胞构成。小体中央有一条均质状的圆柱体，其中央有失去髓鞘的感觉神经末梢，环层小体感受压觉。上皮基底部凹凸不平，深面的结缔组织突向上皮形成真皮乳头，触觉小体即位于真皮乳头内。可见触觉小体染深红色，呈长椭圆形，由数层扁平横列的细胞组成，其长轴与上皮表面垂直，外包薄层结缔组织，可感受触觉。

2. 骨骼肌的简易铺片制作与观察

取蟾蜍后肢上的一小束肌肉，放于载玻片上，加一滴 0.65％NaCl 水溶液，用分离针将肌肉分离开，加盖玻片，用低倍镜观察，可见粗而圆的纤维状肌细胞。把视野调暗，可见细胞表面的横纹。然后从载物台上取下载玻片，在盖玻片的一侧加一滴 1％醋酸，在另一侧用吸水纸吸引，作用 2～3min，镜检可见位于肌细胞周边的椭圆形细胞核。

3. 坐骨神经简易分离装片制作与观察

取蟾蜍腿部的坐骨神经，放在载玻片上，加上一滴 0.65％NaCl 水溶液，用分离针仔细分离，而后加一滴美蓝，并加上盖玻片，用吸水纸吸去多余的液体，放在显微镜下观察。可见髓鞘呈暗绿色，神经元突起位于神经纤维的中央，较透明。

【问题讨论】

1. 试总结肌组织的结构特点。
2. 在光学显微镜下如何区分平滑肌、骨骼肌和心肌？
3. 神经细胞有什么结构特点？主要存在何处？
4. 神经纤维由哪些结构组成？

第三章　神经、肌肉一般生理

==== 实验三　蛙类坐骨神经-腓肠肌标本的制备 ====

【实验目的】

1. 学习并掌握蛙类坐骨神经-腓肠肌标本的制备。
2. 学习蛙类双毁髓方法。

【基本原理】

两栖类属变温动物，其离体器官在常温下可较长时间保持其正常生理特性，另一方面两栖类动物较易获取且个体适中，因此常用两栖类动物离体神经、肌肉标本做生理学实验。近来野生蛙（蟾蜍）越来越少，可用人工养殖的牛蛙代替，效果很好。

【主要器材】

蟾蜍（或蛙）、常用解剖器械一套、粗剪、毁髓针、玻璃分针、蛙板或解剖盘、任氏液、滴管、烧杯、培养皿、锌铜弓、纱布、棉线等。

【方法与步骤】

1. 毁脑和脊髓

取精神状态良好的蟾蜍一只，用自来水冲去污物，将蟾蜍放于左手心中，食指和中指夹住其两前肢，无名指与小指夹住两后肢，拇指压住头部，使蟾蜍固定于左手心，并使蟾蜍的头背部形成一个角度，暴露环枕关节间的间隙。右手持毁髓针从两眼间沿颅中线向后触划，感觉针尖下陷处即为枕骨与颈椎连结处，将毁髓针在凹陷处垂直刺入，而后稍向前弯行即可进入枕骨大孔，针尖再向前行并搅动即可捣毁脑组织［图 3-1(a)］。探针在颅腔内毁脑时，应有触及颅底的感觉。将针头退至枕骨大孔的后方，针头转向后，与脊柱平行的方向刺激入椎管，捣毁脊髓，刺入椎管时，动物脊柱与后肢将有挺直而后松软的现象［图 3-1(b)］。如果刺入时感觉阻力较大，且没有脊柱与后肢挺直的现象，表示毁髓针没有进入椎管。

2. 剥皮、去躯干及内脏

可有两种方法进行。第一种方法是一手提起两后肢，蟾蜍头端向下（防止以后步骤污染神经），一手持手术剪横向剪开耻骨联上方的腹壁至脊柱两侧，再将内脏推向前方，而后用粗剪在髂骨上方第 2、第 3 腰椎间剪断脊柱，左手捏住椎骨，右手扒去腰部和两下肢皮肤（注意避免手接触坐骨神经）。第二种方法是将蟾蜍腹部朝上置于蛙板上，用尖镊子挑起前肢下方的腹部皮肤，用粗剪剪开一个口后环躯干剪一圈，使蟾蜍的上下身皮肤完全断离，然后

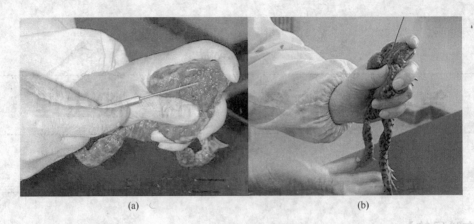

(a)　　　　　　　　　　　(b)

图 3-1　蟾蜍双毁髓

用圆头镊子剥去下身皮肤，再将蟾蜍腹部朝上放回蛙板，用镊子挑起两腿中间上部的腹部剪开腹腔，充分暴露内脏后将内脏朝头部推，等露出脊柱后从尾杆骨向上数第 2 和第 3 椎骨缝间剪离躯干上身及内脏 [图 3-2(a)]。洗净用过的器械，再进行以下操作。

3. 分离两后肢

将去皮的后肢腹面向上置于蛙板或解剖盘上，左手拇指和食指固定标本的股部，右手持手术刀于耻骨联合处向下切割，切开耻骨联合及附近的软组织，而后左手托起标本，右手用粗剪剪开两后肢间相连的肌肉，并向上前剪开脊柱（尾杆骨可留在一侧），使两后肢完全分离 [图 3-2(b)、(c)]。分开的两标本一个继续做实验，另一个放入任氏液中备用。

4. 分离坐骨神经和腓肠肌

①将标本脊柱端腹面向上，趾端向外翻转足底向上，用蛙钉固定于蛙板上。②用玻璃分离针沿脊神经向后分离坐骨神经。用玻璃分针沿股二头肌和半膜肌之间的坐骨神经沟勾画，找出坐骨神经 [图 3-2(d)、(e)]。坐骨神经大腿部与腹部交界处有一梨状肌覆盖，用玻璃分针挑起便可看清下面穿行的坐骨神经，剪断梨状肌，分离神经旁的结缔组织。用玻璃分针将坐骨神经轻轻挑起，用眼科剪剪去沿途分支（注意不要误剪支配腓肠肌的神经分支），分离坐骨神经到腘窝处。③分离腓肠肌跟腱，并穿线打结。提起结线，在跟腱远侧端剪断跟腱，用玻璃分针分离腓肠肌至腓肠肌起点处。

5. 游离坐骨神经-腓肠肌标本

①取下脊柱处的固定针，用手术镊夹住坐骨神经与脊柱相连处的一点椎骨，用粗剪刀将这点椎骨从其他组织中剪下来，这样坐骨神经及其所连的一小块椎骨便游离下来。夹持脊柱骨提起神经，将神经放于一侧。②沿膝关节周围清除股骨所附着的肌肉，分离出股骨，并在距膝关节上 1.5cm 左右处剪断股骨。③用粗剪刀剪去膝关节以下的胫骨。使坐骨神经-腓肠肌标本游离 [图 3-2(f)]。

6. 用锌铜弓检查标本

用经任氏液蘸湿的锌铜弓迅速接触标本的坐骨神经起始端，如腓肠肌发生明显的收缩，表示性能良好，即可放入盛有任氏液的培养皿中备用。

【注意事项】

1. 制作标本过程中，要尽量避免金属器械、手、蟾蜍腹腔液体等接触坐骨神经。

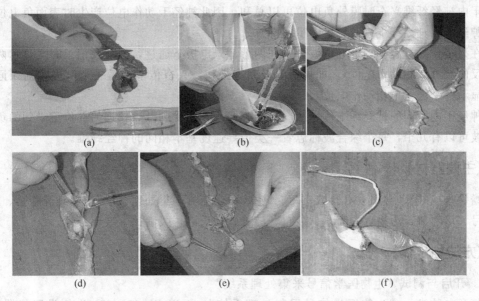

图 3-2 蟾蜍坐骨神经-腓肠肌标本制备手术过程

2. 制作标本过程中，要经常用任氏液润湿标本，防止干燥。

3. 不能夹捏和过度牵拉神经。

4. 不能误剪坐骨神经到腓肠肌前后的两条分支。

5. 所留股骨不能过短。

【探究启导】

防止坐骨神经损伤与污染是本实验的关键，试设计更科学的方法来改进这个实验。

【问题讨论】

1. 怎样判断双毁髓是否完全彻底？

2. 为什么要尽量不用手或铁器接触神经，制备的标本也不能用清水冲洗？

3. 完整的坐骨神经-腓肠肌标本应该包括哪几部分？

实验四 坐骨神经动作电位的观察与传导速度测定

【实验目的】

1. 学习神经干复合动作电位记录方法。

2. 观察蟾蜍坐骨神经干复合动作电位的波形，理解其产生的原理。

【基本原理】

神经干受到刺激后，神经干内神经纤维均有可能产生动作电位。如果刺激量（刺激强度与刺激时间）较大，可引起较多的神经纤维兴奋。如果刺激量足够大，理论上讲可引起所有的神经纤维兴奋。如果刺激量较小，则引起较少神经纤维兴奋或不能引起任何神经纤维兴奋。

神经干内神经纤维兴奋时膜外负电位可以总和，因此神经干动作电位产生时表面负电位的幅度是神经干内神经纤维兴奋数量多少的标志。

在兴奋传导过程中，负电位波分别在两个记录电极下通过，因此在记录时可显示两个方向相反的波（双相动作电位）。如果两电极间有损伤，兴奋传不到后一个电极，则在记录时只能显示一个波（单相动作电位）。

神经干内不同的神经纤维传导速度可能不同，在距受刺激点较远的部位记录到的负电位综合波可以有几个，每个综合波标志着一类传导速度基本相同的神经纤维。

【主要器材】

蟾蜍（或蛙）、常用手术器械一套、"生物医学信号采集处理系统"、神经屏蔽盒、蛙板、铜锌弓、培养皿、污物缸、绵线、纱布、滴管、任氏液、毁髓针、玻璃分针。

【方法与步骤】

1. 开启与调试"生物医学信号采集处理系统"

打开电脑进入"生物医学信号采集处理系统"，下以 BL-420/820 为例设置仪器参数：点击"实验项目"菜单，选择"神经干动作电位"项目，系统即可进入实验信号记录状态。此时仪器参数为：时间常数 0.01s，滤波 10kHz，扫描速度 1.0ms/div，增益 10mV，单刺激模式，刺激幅度 1V，刺激波宽 0.05ms，延时 5ms，采样率为 20kHz。如果使用的"生物医学信号采集处理系统"内没有设置相应的参数，可按以上参数设置。

2. 制备坐骨神经干离体标本

同"实验三"分离坐骨神经，在腓肠肌处用线结扎，并在结扎点的腓肠肌侧剪断。

3. 安装记录装置

如图 3-3 所示。①将刺激输出导线插入"生物医学信号采集处理系统"的刺激输出插孔内，输出导线的另一端连于神经屏蔽盒的刺激电极上。②将记录电极引导线插入"生物医学信号采集处理系统"信号输入第 1 通道插孔内，将记录电极引导线的另一端连于神经屏蔽盒靠近刺激电极的记录电极上。③左手用镊子夹住坐骨神经干标本的椎骨，右手捏住神经干上扎线提起神经，并放于神经屏蔽盒内，让有椎骨一端（中枢端）置于刺激电极上，末梢

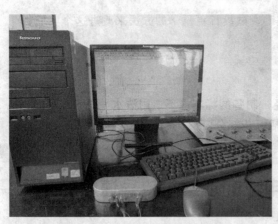

图 3-3　坐骨神经动作电位记录装置

端置于记录电极上，而后盖上屏蔽盒。④启动刺激图标，观察是否有动作电位。如果没有动作电位，检查各连接处是否接触良好，检查神经干安放是否妥当，检查刺激电极间与记录电极间是否有液滴。如果仍无动作电位波形，要更换神经干标本。如果有动作电位波形，可调节第 1 通道窗面大小及标尺单位，使波形便于观察。

4. 神经干兴奋阈值的测定

在"分时复用区"点击"刺激参数调节按钮"，弹出"刺激参数区"，通过改变刺激强度设置找出引起兴奋的最小刺激强度（兴奋阈值）。从 0.1V 开始，逐渐增加刺激强度，刚刚

出现动作电位时的刺激强度便是兴奋阈值，并在此波形上添加特殊实验标记。

5. 刺激强度与动作电位波幅关系的观察

在兴奋阈值的基础上逐步增加刺激强度，分别记录动作电位幅度的变化（图 3-4），并在每种刺激强度引起的兴奋波形上添加特殊实验标记，当动作电位不再变化时停止实验。观察刺激强度与动作电位幅度的关系。

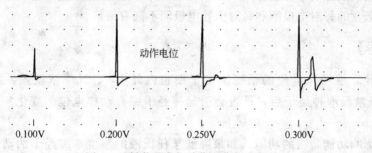

图 3-4　刺激强度与动作电位幅度的关系

6. 动作电位综合波的观察

将记录电极导线连到距神经屏蔽盒刺激电极最远的记录电极上，给予适当强度的阈上刺激，观察动作电位的波形，可能观察到动作电位有三个波形（图 3-5），分析产生三个波形的机制。

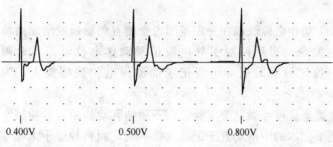

图 3-5　动作电位的分离

7. 神经干传导速度的测定

将另一对引导电极的输入端插入"生物医学信号采集处理系统"第 2 通道的插孔内，引导电极的探查端连于神经屏蔽盒距刺激电极最近的记录电极上，而后给予适当强度的阈上刺激，两个通道同时记录动作电位。记录动作电位后，测量两对记录电极间的距离，并观察第 1、第 2 通道两个动作电位间的时间差，而后算出传导速度。

8. 单相动作电位的观察

取下一对记录电极的导线。夹伤另一对引导电极的两记录电极间神经干，使用适当强度的阈上刺激，观察动作电位波形的变化（图 3-6）。

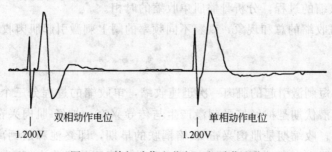

图 3-6　单相动作电位与双相动作电位

【注意事项】

1. 选择体型较大的蟾蜍，这样神经干才可能更长一些。
2. 神经干分离过程中尽可能地避免机械损伤或被污染，以保持其生理完整性。
3. 经常加任氏液湿润，防止标本干燥，但也要防止神经干上有液滴。
4. 神经屏蔽盒的每对电极间和每对引导电极间不能有液滴。

【探究启导】

1. 每条神经纤维动作电位的幅度决定于细胞内外 K^+、Na^+ 浓度差，如果使用降低 Na^+ 浓度的任氏液浸泡神经干后，是否会引起神经干综合动作电位的变化？试设计实验证明之。

2. 温度会影响功能蛋白的功能，如果降低了任氏液的温度，神经干的动作电位波形可能出现变化，兴奋传导速度可能出现变化，试设计实验检验之。

【问题讨论】

1. 在观察动作电位综合波和测量神经纤维兴奋传导速度时为什么要将记录电极远离刺激电极？

2. 为什么神经干动作电位波幅在一定范围内会随着刺激强度增加而增加？

3. 在实验中会发现，当用两对引导电极记录动作电位时，靠近刺激电极的引导电极所记录的动作电位比另一对引导电极记录的动作电位波幅要大，为什么会出现这种现象？

4. 为什么用蛙类坐骨神经做这个实验，而不用哺乳动物的坐骨神经？

5. 如果将神经干标本的中枢端置于记录电极一侧，而将神经干末梢端置于刺激电极上，从中枢端能引导出动作电位吗？

6. 如果将两个引导电极的距离拉大，双相动作电位的图形将发生什么样的变化？

实验五　骨骼肌单收缩与复合收缩

【实验目的】

1. 学习蛙类腿肌收缩记录方法。
2. 观察肌肉收缩的过程，分析骨骼肌单收缩的时相。
3. 了解骨骼肌收缩的总和现象，观察不同频率的阈上刺激引起肌肉收缩的形式。

【基本原理】

单收缩为一次短刺激引起的肌肉一次迅速收缩，单收缩的过程分三个时相，即潜伏期、收缩期、舒张期。潜伏期是神经接受刺激产生与传导兴奋、神经-肌肉兴奋传递、肌肉兴奋等过程的时间总和；收缩期是肌肉兴奋-收缩耦联的早期，即终池释放钙离子引起肌肉收缩的时期；舒张期是肌肉兴奋-收缩耦联的后期，即纵小管回收肌浆中钙离子引起肌肉舒张的时期。

连续的阈上刺激会引起肌肉连续地收缩。如果刺激间隔大于单收缩的时程，肌肉收缩则表现为多个分离的单收缩曲线。如果刺激间隔小于单收缩的时程，则肌肉连续多个收缩的曲线则会融合，此为复合收缩，此融合的收缩形式称强直收缩。当后一收缩波发生在前一收缩波的舒张期，肌肉的收缩形式称不完全强直收缩；当后一收缩波发生在前一收缩的收缩期，肌肉的收缩形式称完全强直收缩。

【主要器材】

蟾蜍（或蛙）、常用手术器械一套、"生物医学信号采集处理系统"、张力换能器、滴管、培养皿、万能支架、双凹螺旋夹、保护电极、肌槽、蛙板、铜锌弓、污物缸、绵线、纱布、任氏液、刺蛙针、玻璃分针。

【方法与步骤】

1. 开启与调试"生物医学信号采集处理系统"

打开电脑进入"生物医学信号采集处理系统"，下以 BL-420/820 为例设置仪器参数：点击"实验项目"菜单，选择"刺激频率与反应的关系"项目，系统即可进入实验信号记录状态。此时仪器参数为：时间常数 DC，滤波 20Hz，扫描速度 1s/div，增益 100mV/div，单刺激方式，刺激幅度 1V，刺激波宽 1ms，延时 0.05ms。如果使用的"生物医学信号采集处理系统"内没有设置相应的参数，可按以上参数设置。

2. 制备坐骨神经-腓肠肌标本

同"实验三"制备坐骨神经-腓肠肌离体标本，将坐骨神经-腓肠肌离体标本安置在肌槽内。

也可以制备坐骨神经-腓肠肌在体标本，制备标本过程参考"实验三"进行以下手术：双毁髓→扒去一下肢皮肤→将蟾蜍俯卧固定在蛙板上→把坐骨神经与其他组织分离开（注意不得过多地剪断肌肉组织，以免影响神经的兴奋性）→将腓肠肌下端（止点）用线结扎，提起结线，在跟腱远侧端剪断跟腱，并将腓肠肌从止点游离至起点。

3. 安装记录装置

如图 3-7 所示（彩图见封三）。①将刺激输出导线插入"生物医学信号采集处理系统"的刺激输出插孔内，并将输出导线的另一端连于肌槽的刺激电极上。如果用坐骨神经-腓肠肌在体标本，则输出导线的另一端连一个保护电极，将保护电极置于坐骨神经下。②将张力换能器和肌槽固定于万能支架上。如果用坐骨神经-腓肠肌在体标本，则需将蛙板固定在支架上或放于实验台的合适位置。将张力换能器输出导线插入"生物医学信号采集处理系统"信号输入第 1 通道插孔内，将坐骨神经-腓肠肌标本腓肠肌止点的结扎线连于张力换能器的悬梁臂上。③在

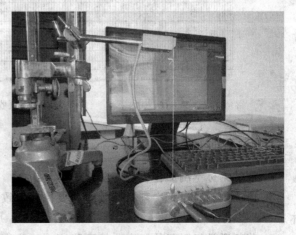

图 3-7 蛙类腓肠肌收缩记录装置

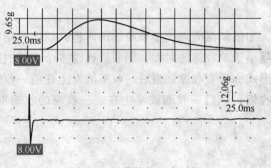

图 3-8 肌收缩的三个时相

"分时复用区"点击"刺激参数调节按钮",弹出"刺激参数调节区",选择刺激方式为单刺激,启动刺激图标,观察是否引起肌肉收缩。如果没有收缩波,检查各连接处是否接触良好,检查换能器与标本的连线是否过于松弛。如果仍无收缩波形,则更换神经标本。

4. 测量单收缩的三个时相

启动刺激开关后,如果通道中显示的曲线不够大或过大,可调节第 1 通道窗口大小、标尺单位和扫描速度,使记录曲线便于观察与测量。最后测量单收缩的三个时相的时间(图 3-8)。

5. 观察双刺激肌收缩总和

调节刺激设置为双刺激方式。先调节刺激间隔大于单收缩的时程,然后逐渐缩短刺激间隔,分别观察并记录肌肉收缩形式的变化(图 3-9)。

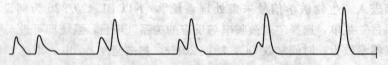

图 3-9 双刺激肌收缩总和

6. 观察串刺激肌收缩总和

将刺激方式选为"串刺激",用"频率递增"刺激模式,扫描速度为 500ms/div,起步频率为 1Hz,结束频率为 30Hz,串长为 10(表示 10 个刺激方波),波间隔为 10ms。启动刺激,观察肌肉收缩曲线。如果波形幅度过大或过小,则调节增益使波幅便于观察。最后观察肌肉收缩的总和现象,观察不完全强直收缩与完全强直收缩(图 3-10)。

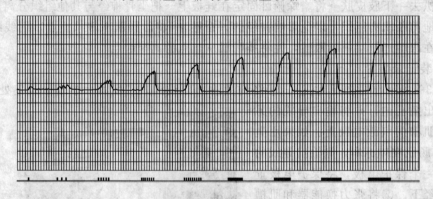

图 3-10 强直收缩

【注意事项】

1. 经常给标本滴加任氏液,防止标本干燥。

2. 连续刺激时,每次刺激持续时间要保持一致,不得超过 3~4s,每次刺激后要让标本休息 30s 以上。

3. 若刺激神经引起的肌肉收缩不稳定,可改为直接刺激肌肉。

【探究启导】

1. 潜伏期是神经纤维兴奋传导、神经-肌肉接头兴奋传递、肌纤维兴奋过程所用时间的总和，实验四已经测定了神经的兴奋传导速度，你能否在实验四和本实验的基础上设计实验证明神经-肌肉接头兴奋传递所用时间。

2. 在体标本可以维持肌肉内的血液循环，对保持肌肉的功能有一定的作用，利用此方法能否设计一个实验观察哺乳动物肌肉收缩。

【问题讨论】

1. 在刺激强度不变的情况下，单收缩与复合收缩的波幅为何不同？

2. 肌肉收缩张力曲线融合时，神经干的动作电位是否也发生融合？为什么？

3. 从波形上看，单收缩的舒张期比收缩期要长，你能否从兴奋-收缩耦联机制上设想造成此现象的可能原因？

4. 在连续刺激时为什么每次刺激不得持续时间过长？刺激强度也不能过大？

第四章　骨骼与骨骼肌

实验六　全身主要骨、骨连结、骨骼肌的观察

【实验目的】

1. 熟悉人体全身主要骨的名称、位置、形态和功能。

2. 掌握骨的形态、构造，了解骨的化学成分与其物理特性的关系。

3. 掌握关节的基本结构和辅助结构，熟悉重要骨连结的形态、结构，了解其结构与功能的适应。

4. 了解肌的形态、构造和辅助装置，了解全身肌的概况、分群和位置，熟悉全身主要肌的名称、作用及形态结构特点。

【主要器材】

人体全身骨架标本，人体各部分离骨标本，膝关节解剖浸制标本，髋关节解剖浸制标本，肩关节解剖浸制标本，肘关节解剖浸制标本，脱钙骨标本，灰化骨标本，成人长骨纵剖标本，颅整体标本，颅底标本，新生儿全颅标本，幼儿长骨纵剖浸制标本，脊柱纵切浸制标本，带椎间盘腰椎浸制标本，骨盆解剖浸制标本，足弓浸制标本。人体整体解剖浸制标本，全身骨骼肌模型。

以上相应结构教学幻灯片和教学图片。手术镊、解剖盘。

【实验内容】

一、全身骨与骨连结

（一）骨的形态、构造和成分

观察材料：人体全身骨架标本、人体各部分离骨标本、幼儿长骨纵剖标本、成人长骨纵剖标本、脱钙骨标本、灰化骨标本。

1. 骨的形态

依据各类型骨的结构与形态特点，从分离骨标本中分辨出长骨、短骨、扁骨、不规则骨，从人体全身骨架标本上观察与分析各类型骨在人体的分布规律。

2. 骨的构造

从幼儿和成人长骨纵剖浸制标本可见，长骨分为两端的骺和中间部的骨干。骺与骨干之间有一薄层软骨为骺软骨（成人无骺软骨），骺表面有薄层透明软骨为关节软骨。骨干表面是一层致密结缔组织，为骨外膜；骨外膜深部为骨质；骨干中央为骨髓腔，内有骨髓。

骺浅层结构致密为骨密质，深层结构疏松为骨松质，骨松质内充满红骨髓，骨干主要由

骨密质构成。骨松质由许多排列成网状的骨小梁构成，骨小梁呈片状或针状。

3. 骨的成分与性质

观察、轻拿与触摸脱钙骨标本与灰化骨标本，可见脱钙骨柔软而有弹性；灰化骨轻而易碎。注意总结骨的成分与性质的关系。

（二）脊柱

1. 脊柱的构成

观察材料：人体全身骨架标本和脊柱纵切浸制标本。

脊柱由 7 块颈椎、12 块胸椎、5 块腰椎、1 块骶骨、1 块尾骨和它们间的骨连结构成。

2. 椎骨的形态

观察材料：胸椎、颈椎、腰椎、骶骨、尾骨标本。

（1）椎骨的一般形态　椎骨前部圆柱状结构为椎体，后部弓状骨板为椎弓，椎体与椎弓围成的孔为椎孔。椎弓与椎体相连的部位为椎弓根，其上、下各有一切迹，分别为椎上切迹与椎下切迹。椎弓的后部为椎弓板。椎弓板向后下的突起为棘突，向两侧的一对突起为横突，向上一对突起为上关节突，向下一对突起为下关节突。注意思考椎管、椎间孔是怎样形成的。

（2）各部椎骨的形态特征

① 颈椎　椎体小，椎孔大，横突根部有横突孔，第 2～6 颈椎棘突末端分叉。寰椎无椎体。枢椎的椎体向上有齿突。隆椎棘突特别长。

② 胸椎　椎体两侧上、下各有肋凹，横突末端前面有横突肋凹，棘突长，伸向后下方。

③ 腰椎　椎体大，椎弓发达，椎孔近似三角形，棘突呈板状向后平伸。

④ 骶骨　由 5 块骶椎愈合而成，呈倒三角形，中央有管，为骶管。前面凹陷，有四对骶前孔通骶管。背面隆凸，正中有棘突愈合而成的骶正中嵴，该嵴两侧有四对骶后孔通骶管，该嵴下方有骶管裂孔。上端前缘突出，为骶骨岬。两侧部有关节面，为耳状面。

⑤ 尾骨　由 3～4 块尾椎愈合而成。

3. 椎骨间的骨连结

观察材料：脊柱纵切浸制标本与带椎间盘腰椎浸制标本。

（1）椎间盘　为连结相邻椎骨椎体间的纤维软骨，周缘为纤维环，中央是胶状髓核。

（2）韧带　相邻椎骨的椎体之间、椎弓板之间、棘突之间、横突之间均有韧带。

（3）椎骨间关节　主要观察椎间关节、寰枢关节、寰枕关节的组成与运动形式。

4. 脊柱的整体观

观察材料：人体全身骨架标本。

上、下椎骨间的相邻椎上切迹与椎下切迹围成椎间孔，上、下椎骨的椎孔贯穿成椎管。脊柱的颈曲、腰曲凸向前，胸曲、骶曲凸向后。注意分析脊柱生理弯曲的意义。

（三）胸廓

观察材料：人体全身骨架标本，胸骨、肋骨标本。

1. 胸廓的构成

胸廓由 12 对肋、12 块胸椎、1 块胸骨和它们间的骨连结构成。注意分析人类胸廓的形态特征和功能。

2. 胸骨

胸骨可区分为胸骨柄、胸骨体和剑突三部分。胸骨柄上缘为颈静脉切迹，其两侧有关节面，为锁骨切迹。胸骨柄与胸骨体连结处有向前微凸的角，为胸骨角。胸骨两侧有七对切迹，是与肋的连结面。

3. 肋与肋骨

肋由肋骨与肋软骨构成。上7对肋直接连胸骨，第8～10肋前端的肋软骨依次连于上位肋的肋软骨，形成肋弓，第11、第12对肋前端游离。肋骨可区分为肋头、肋颈、肋结节和肋体。注意观察理解肋与胸椎、胸骨间的骨连结。

（四）颅骨

观察材料：颅整体标本，颅底标本，新生儿全颅标本。

1. 颅的构成

脑颅由8块骨（额骨1块，顶骨2块，枕骨1块，颞骨2块，筛骨1块、蝶骨1块）组成，面颅由15块骨（上颌骨2块，颧骨2块，鼻骨2块，泪骨2块，腭骨2块，下鼻甲骨2块，犁骨1块，下颌骨1块，舌骨1块）组成。下颌骨与颞骨间有颞下颌关节，舌骨游离，其余各骨均以缝直接相连。

2. 颅的整体观

（1）颅的顶面观　额骨与顶骨之间有冠状缝，两顶骨之间有矢状缝，枕骨与顶骨之间有人字缝。

（2）颅底内面观　从前向后有颅前窝、颅中窝、颅后窝。颅前窝有筛孔。颅中窝中央为蝶鞍，其上面有凹陷，为垂体窝。颅后窝中央有较大的孔，为枕骨大孔。颅中窝与颅前窝内还有一些裂孔，是脑神经、脑血管出入颅腔的部位。

（3）颅底外面观　有枕骨大孔，孔前外侧有一对突起的关节面，为枕髁；其外侧有乳头状突起，为乳突。乳突前方有窝，为下颌窝；窝前方有突起，为关节结节。注意观察理解颞下颌关节的组成。颅底后部有一对鼻后孔通骨性鼻腔。

（4）颅的前面观　眶呈四面锥体形。尖向后内，有视神经管通颅腔，上壁与外侧壁交界处后方有眶上裂通颅腔。眶内侧壁前缘处有凹窝，为泪囊窝，向下续鼻泪管通鼻腔。骨性鼻腔中央有骨性鼻中隔将骨性鼻腔分为左右两部分，每侧鼻腔外侧壁各有三个弯曲的小骨片，分别为上、中、下鼻甲。

（5）颅的侧面观　颞骨中部有外耳门，外耳门前方为颧骨与颞骨连结而成的颧弓。颧弓上、下方分别为颞上窝与颞下窝。颞上窝内额、顶、颞、蝶骨会合处为翼点。

3. 新生儿颅

脑颅相对较大，额、顶骨会合处有前囟，顶、枕骨会合处有后囟，顶、枕、颞骨会合处有乳突囟，额、顶、颞、蝶骨会合处有蝶囟。额、顶、枕骨均有明显的结节。

（五）上肢骨及其骨连结

1. 上肢骨

观察标本：人体全身骨架标本、上肢各分离骨标本。

（1）上肢带骨　包括锁骨和肩胛骨。

① 锁骨　呈"～"形，外侧端扁平为肩峰端，有关节面与肩峰相关节。内侧端粗大为胸骨端，有关节面与胸骨锁骨切迹相关节。

② 肩胛骨　呈三角形，外侧角有关节面，为关节盂；上缘外侧端有伸向外侧的曲指状突起，为喙突。背面有突起的骨嵴，为肩胛冈；其外侧端呈一扁突，为肩峰。

（2）游离上肢骨　包括肱骨、尺骨、桡骨、手骨。

① 肱骨 分一体两端，上端有半球形关节面，为肱骨头；头周围浅沟为解剖颈，上端向外侧的突起为大结节，向前方的突起为小结节。肱骨体中部外侧有粗糙隆起面，为三角肌粗隆。下端内侧部有滑车样的关节面，为肱骨滑车；外侧部有球形关节面，为肱骨小头。

② 桡骨 位于前臂外侧，上端是桡骨头，有关节凹和环状关节面。桡骨头下方后内侧有突起，为桡骨粗隆。下端外侧有突起为，桡骨茎突；下面为腕关节面

③ 尺骨 位于前臂内侧，上端粗大，有半月形关节面，为滑车切迹，其上、下方均为向前的突起，分别为鹰嘴和冠突。冠突外侧面有小关节面，为桡切迹。下端为尺骨头，头周围有关节面，后内侧有突起，为尺骨茎突。

④ 手骨 腕骨8块，排成两列，近侧列从桡侧至尺侧依次为手舟骨、月骨、三角骨、豌豆骨，远侧列从桡侧至尺侧依次为大多角骨、小多角骨、头状骨、钩骨。指骨14块，拇指2节，其余均为3节。

2. 上肢骨的主要骨连结

（1）肩关节

观察材料：肩关节解剖浸制标本。

肩关节由肩胛骨关节盂和肱骨头组成，属球窝关节。关节头大，关节窝浅，关节盂周边有盂唇，关节囊薄而松弛，关节囊内有肱二头肌长头腱通过。注意总结肩关节的结构特点与功能相适应的关系。

（2）肘关节

观察材料：肘关节解剖浸制标本。

肘关节是复合关节，肱骨滑车与尺骨滑车切迹构成肱尺关节，肱骨小头与桡骨头关节凹构成肱桡关节。尺骨桡切迹与桡骨头环状关节面构成桡尺近侧关节。注意理解肘关节的构造与肘关节运动形式的关系。

（六）下肢骨及其骨连结

1. 下肢骨

观察材料：人体全身骨架标本，下肢各分离骨标本。

（1）下肢带骨 即髋骨，由幼年的髂骨、耻骨与坐骨愈合而成。髋骨中部外面有一深窝，为髋臼，是三骨骨体愈合处。髋骨后上部为髂骨，分一体一翼，髂翼上缘为髂嵴。髋骨后下部为坐骨，分体、支两部。髋骨前下部为耻骨，分一体两支，耻骨体向前延伸为上支，上支前部折弯向后下移行为下支，上、下支移行处内侧面为耻骨联合面。

（2）游离下肢骨

① 股骨 分一体两端，上端伸向内上方呈半球状，为股骨头，其下方缩细处为股骨颈。颈与体交界处向外上方的粗糙隆起为大转子，向内下方的隆起为小转子。股骨体后面上部有粗糙隆起，为臀肌粗隆。下端两侧膨大，分别为外侧髁与内侧髁，两髁关节面前方连成髌面。

② 髌骨 为三角形籽骨，后面有关节面。

③ 胫骨 位于小腿内侧，分一体两端，上端膨大，分为内侧髁与外侧髁。外侧髁后下面有腓关节面。下端有向内下方突起，为内踝，下面为关节面。

④ 腓骨 分一体两端，细长。上端为腓骨头，下端稍尖伸向外下，为外踝。

⑤ 足骨 跗骨7块，与胫、腓骨相关节的为距骨，其前方为足舟骨，其下方为跟骨，跟骨与足舟骨前方并列四块骨，内侧3块分别为第一、第二、第三楔骨，外侧1块为骰骨。

趾骨 14 块，第一趾 2 节，其余均有 3 节。

2. 下肢骨的主要骨连结

（1）髋关节

观察材料：髋关节解剖浸制标本。

髋关节由骶骨头和髋臼组成，属杵臼关节，关节窝深，关节头相对较小。髋臼边缘有髋臼唇，关节囊厚而紧张，上方、前面、后面均有韧带加固，囊内有股骨头韧带。注意总结髋关节结构特点与机能的适应关系。

（2）膝关节

观察材料：膝关节解剖浸制标本。

膝关节是人体最大最复杂的关节，由股骨下端和胫骨上端及髌骨组成，属屈成关节。关节囊前壁是股四头肌腱、髌骨和髌韧带，两侧分别有胫、腓侧副韧带加固，囊内有前、后交叉韧带和内、外侧半月板。注意总结膝关节结构特点与机能的适应关系，注意理解膝关节牢固性与灵活性的统一。

（3）骨盆

观察材料：骨盆解剖浸制标本，人体骨架标本。

骨盆由左右髋骨、骶骨、尾骨及其间骨连结构成。骶骨与髂骨间有骶髂关节，两耻骨联合面与其间耻骨间盘构成耻骨联合。骶岬、弓状线、耻骨梳、耻骨联合上缘共同围成界线，将骨盆分为上方的大骨盆与下方的小骨盆。耻骨联合下方两耻骨下支之间的夹角为耻骨下角。注意理解骨盆构造与功能的适应，并注意比较男女骨盆的形态差异。

（4）足弓

观察标本：足弓浸制标本。

足弓呈拱形，由跗骨、跖骨和足骨间关节、韧带以及足部肌肉、肌腱等构成。注意观察足弓的着地点，理解足弓的弹性在适应跑、跳中的意义。

二、全身骨骼肌观察

观察材料：人体整体解剖浸制标本，全身骨骼肌模型。

1. 肌的一般构造

以缝匠肌为观察对象，可见肌由中部的肌腹和两端的肌腱构成。肌腹主要由肌肉组织构成，肌腱主要由致密结缔组织构成。

2. 肌的形态类型

肌分为长肌、短肌、扁肌、轮匝肌四类。注意各类型肌的分布规律，分析各类型肌的功能。

（1）长肌　以缝匠肌、肱二头肌等为观察对象。长肌肌腹长梭形，肌腱条索状，多分布于四肢，适于做大幅度的运动。

（2）短肌　以肋间外肌、肋间内肌为观察对象。短肌肌腹及其肌腱较短，多呈节段性分布于躯干的深层，收缩幅度较小。

（3）扁肌　以腹前外侧群肌、斜方肌、背阔肌等为观察对象。扁肌肌腹扁薄，肌腱呈膜状（腱膜），多分布于胸、腹壁，除运动外还兼有保护内脏的作用。

（4）轮匝肌　以口轮匝肌、眼轮匝肌为观察对象。轮匝肌肌纤维呈环形排列，多分布于孔裂周围。

3. 重要骨骼肌位置观察

　　肌两端通常附着在相邻的两块或两块以上的骨面上，一般中间至少跨越一个关节，当肌肉收缩时，以骨为杠杆，以关节为枢纽而产生运动。注意分析各肌的起止点和跨越关节位置与其功能的关系。

　　（1）头、颈肌

　　① 表情肌　为皮肌，主要分布于眼裂、口裂周围。

　　② 咀嚼肌　均配布于颞下颌关节的周围。

　　③ 胸锁乳突肌　起自胸骨柄前面和锁骨胸骨端，肌束斜向后上方，止于颞骨乳突。

　　（2）躯干肌

　　① 背肌　背肌分深、浅两群，注意分析总结各群肌的功能。

　　a. 斜方肌　位于项部和背上部浅层，起于枕外隆突、项韧带、胸椎棘突等，止于锁骨外侧端、肩峰、肩胛冈。

　　b. 背阔肌　居背部下方，以腱膜起自下 6 个胸椎棘突、全部腰椎棘突及髂嵴，止于肱骨小结节嵴。

　　c. 竖脊肌　纵列于脊柱两侧，起自骶骨背面和髂嵴后部，止于胸椎与颈椎的横突、棘突，以及颞骨乳突等。

　　② 胸肌　胸肌分为胸上肢肌与胸固有肌，注意分析总结两类肌的功能。

　　a. 胸大肌　位于胸廓的前上部，起自锁骨内侧半、胸骨柄、第 1～6 肋软骨，止于肱骨大结节嵴。

　　b. 肋间外肌　位于各肋间隙浅层，起自肋骨下缘，肌纤维斜向前下方，止于下一肋骨的上缘。

　　③ 膈　位于胸腔与腹腔之间，穹窿形，肌质部起自胸廓下口，腱质部移行于中心腱。注意分析膈肌舒缩与呼吸运动的关系。

　　④ 腹前外侧群肌

　　腹前壁正中线两侧有一对腹直肌，腹直肌两侧腹壁由浅入深分别有腹外斜肌、腹内斜肌、腹横肌。腹外斜肌下缘腱膜形成腹股沟韧带，其内侧半上方为腹股沟管。

　　（3）上肢肌　分肩带肌、臂肌、前臂肌、手肌。臂肌、前臂肌均分前、后两群，注意分析总结各群肌的功能。

　　① 三角肌　从前、后、外三面包裹肩关节。起自锁骨外侧段、肩峰和肩胛冈，止于肱骨三角肌粗隆。

　　② 肱二头肌　位于臂前面，有两个头分别起肩胛骨喙突和关节盂上方，止于桡骨粗隆。

　　③ 肱三头肌　位于臂后面，有三个头分别起于肩胛骨关节盂下方、肱骨桡神经沟外上方和桡神经沟内下方，止于尺骨鹰嘴。

　　（4）下肢肌　分腰带肌（髋肌）、大腿肌、小腿肌、足肌。髋肌分前群和后群；大腿肌分前群、内侧群和外侧群；小腿肌分前群、外侧群和后群。注意分析总结各群肌的功能。

　　① 髂腰肌　贴于腹后壁，为二头肌，腰大肌起自腰椎体侧面，髂肌起自髂窝，两肌合并后止于股骨小转子。

　　② 臀大肌　位于臀部，起于骶骨背面、髂骨外面，止于股骨臀肌粗隆。

　　③ 缝匠肌　大部分位于大腿前面，起于髂前上棘，从髋关节前方跨越髋关节，从膝关节内后方跨越膝关节，止于胫骨上端内侧面。

　　④ 股四头肌　位于大腿前面，股直肌起自髂前下棘，股外侧肌、股中间肌、股内侧肌

分别起自股骨上半外侧面、前面、内侧面，四肌肌腱向下合并为股四头肌腱，包绕髌骨，跨过膝关节前面，延续为髌韧带，止于胫骨粗隆。

⑤ 股二头肌　位于大腿后面，起自坐骨结节，止于腓骨小头。

⑥ 半腱肌与半膜肌　均位于大腿后面，起自坐骨结节，止于胫骨上端内侧面。

⑦ 小腿三头肌　位于小腿后面，两条腓肠肌分别起自股骨下端左、右侧，比目鱼肌起自胫骨上端后面，三肌肌腱合并为跟腱，止于跟结节。

【问题讨论】

1. 上肢骨及其骨连结有哪些特征适应上肢的运动？
2. 从关节的构造分析关节的牢固性与运动灵活性的统一。
3. 试总结脊柱、胸廓、骨盆、足弓适应人直立行走的特征。
4. 试总结全身骨的组成。
5. 新生儿颅有哪些特点？
6. 试总结骨骼肌的形态、结构与功能的适应关系。
7. 在维持躯体直立姿势中哪些肌起关键作用？

第五章 神 经 系 统

实验七 神经系统的观察

【实验目的】

1. 了解神经系统的组成以及其在机体内的作用和地位。

2. 掌握脊髓的位置、外形、结构以及与椎骨的对应关系；了解各部脑的外形；掌握大脑、小脑的结构组成；了解脑室与脑、脊髓被膜。

3. 熟悉脊神经的分布规律，了解脊神经主要分支的走行；熟悉脑神经的名称、分布范围与主要脑神经的走行位置；熟悉植物神经的组成，了解植物神经的分布概况。

【主要器材】

锯开椎管显露脊髓标本，保留脊神经根的脊髓标本，脊髓模型，保留脑神经根的脑整体浸制标本，脑正中矢状切面标本，大脑水平切面染色标本，脑室解剖浸制标本，脑室铸型，脑膜解剖浸制标本，脑干模型，脑解剖模型，基底核模型，各脊神经丛解剖浸制标本，脊神经分布模型，植物神经模型，植物神经解剖标本迷走神经走行解剖浸制标本。

以上相应结构教学课件（幻灯片）和教学图片。显微镜，解剖盘。

【实验内容】

一、脊髓

1. 脊髓的位置与外形

观察材料：锯开椎管显露脊髓标本，保留脊神经根的脊髓标本，脊髓模型。

（1）脊髓的位置　脊髓位于椎管内，上起枕骨大孔，下至第一腰椎下缘。

（2）脊髓的外形　脊髓呈前后略扁的圆柱状，长约45cm。全长粗细不等，有颈膨大、腰骶膨大，末端缩细为脊髓圆锥，向下延续为终丝。

脊髓表面有几条沟裂，前正中裂与后正中沟将脊髓分为左、右对称的两半。每侧有前、后外侧沟，沟内发出脊神经根丝，分别聚合成脊神经前、后根，脊神经后根膨大为脊神经节，脊神经前、后根在椎间孔处合成脊神经。

（3）脊髓被膜　脊髓表面浅层有致密结缔组织膜，为硬脊膜。硬脊膜深面有透明薄膜，为蛛网膜。紧贴脊髓表面的薄膜为软脊膜，软脊膜与蛛网膜之间有许多细丝相连，二者之间有间隙为蛛网膜下腔。

2. 脊髓的内部结构

观察材料：脊髓切片（Weigert 染色）

肉眼观察：中央有孔为中央管，中央管周围"H"形区域为灰质，脊髓浅层为白质。

低倍镜观察：灰质分前角、后角、中间带。前角内有大型神经元，后角、中间带多中小型神经元。每侧白质以前、后外侧沟为界分为前索、外侧索、后索。在前、后外侧沟分别有伸向灰质前、后角的神经纤维束。

二、脑

1. 脑干外形

观察材料：保留脑神经根的脑整体浸制标本，脑干模型、脑解剖模型、脑正中矢状切面标本。

脑干背面观：延髓上部有薄束结节、楔束结节隆起。延髓上部与桥脑共同形成菱形窝。中脑与桥脑交界处有第Ⅳ脑神经根。中脑背面有上、下两对隆起，即一对上丘和一对下丘。

脑干腹面观：延髓上部前正中裂两侧有一对锥体；两侧锥体下端在前正中裂处形成交叉纹，即锥体交叉；前外侧沟内有第Ⅻ对脑神经根丝，其外侧从上到下依次有第Ⅸ、Ⅹ、Ⅺ对脑神经根丝；延髓与桥脑交界处有浅沟，为桥延沟，其内由内侧向外侧依次排列着第Ⅵ、Ⅶ、Ⅷ对脑神经根；脑桥两侧逐渐缩窄连于小脑的部分为脑桥臂，在脑桥臂上有第Ⅴ对脑神经根发出；中脑主要有两个粗大的由纵行纤维束组成的大脑脚，两脚之间的脚间窝内有第Ⅲ对脑神经根发出。

2. 小脑

观察材料：脑正中矢状切面标本，脑解剖模型，保留脑神经根的脑整体浸制标本。

（1）小脑的外形与分部　小脑上面平坦，被大脑半球遮盖，腹侧面朝向脑桥和延髓，并共同围成第四脑室。小脑由两侧的小球半球与中间的小脑蚓组成。

小脑半球：为小脑两侧膨隆的部分，表面有许多横向平行的沟，上面前部第一个较深的沟为原裂。沟与沟之间的部分为小脑回。原裂以前的部分为前叶，以后的部分为后叶，腹面还有一个相对孤立的小叶为绒球。

小脑蚓：两小脑半球中间的缩窄部分，卷曲如环，小脑下面小脑蚓的最前部叫小结。

（2）小脑的结构组成　小脑浅层为皮质，深部为髓质，在白质内可见灰质团块，为小脑核。

3. 间脑

（1）间脑的外形与分部

观察材料：脑正中矢状切面浸制标本，脑干模型，基底核模型。

间脑绝大部分被两侧大脑半球遮盖，仅腹侧面露出一小部分。分五部分，其中底丘脑为与中脑相移行的部分，外形上看不见。

背侧丘脑：为一对椭圆形灰质核团，背侧面为侧脑室的底，外侧面连大脑，内侧面为第三脑室的侧壁。

后丘脑：背侧丘脑后端两对灰质隆起，分别为内侧膝状体与外侧膝状体。

上丘脑：背侧丘脑的后上方，第三脑室的顶壁，主要有松果体。

下丘脑：由前向后依次可见视交叉及视束、灰结节及垂体、乳头体。

（2）间脑的内部结构

观察材料：大脑水平切面浸制标本。

背侧后脑由"Y"内髓板分为前核、外侧核、内侧核。

4. 大脑

（1）大脑的外形和分叶

观察材料：脑整体浸制标本，脑的解剖模型。

大脑上面观呈卵圆形，中间由大脑纵裂将大脑分为左右两半球，半球表面有许多深浅不一的沟。

① 大脑表面三条较深的沟　是大脑分叶的依据。

外侧沟：在背外侧面为最明显的沟，由前下走向后上。

中央沟：起自半球上缘近中点，弯向前下，下端接近外侧沟。

顶枕沟：在半球内侧面后部，由前下走向后上，并略转至背外侧面。

② 大脑半球分叶　大脑半球分五叶。

额叶：外侧沟以上，中央沟以前的部分。

顶叶：外侧沟以上，中央沟以后，顶枕沟以前的部分。

颞叶：外侧沟以下的部分。

枕叶：顶枕沟后下方的部分。

岛叶：位于外侧沟的深面，是外侧沟前后壁皮质陷入外侧沟的部分。

③ 大脑内侧面的重要结构　大脑内侧面可见胼胝体呈穹窿状，是侧脑室的顶。环绕胼胝体前、上、后面的脑回为扣带回，扣带回在胼胝体下方延续为海马旁回、海马旁回钩。

④ 大脑底面的重要结构　大脑底面可见额叶底面有嗅球、嗅束、嗅三角。

（2）大脑的结构组成

观察材料：大脑水平切面浸制标本，脑室解剖浸制标本，基底核模型，侧脑室铸型标本。

大脑表层为皮质，深部为髓质；在髓质内包埋着灰质核团，即大脑基底核；在髓质内还有裂隙，即侧脑室。

① 基底核

尾状核：松鼠尾状，从前外、背外、后外、后下环绕丘脑，是侧脑室底的一部分。

豆状核：位于丘脑外侧，前部连于尾状核，切面呈三角形。

② 内囊　是髓质投射纤维的主要分布区，位于丘脑、尾状核与豆状核之间。

③ 侧脑室　是大脑髓质内的裂隙，分中央部、前角、后角、下角，分别位于顶叶、额叶、枕叶、颞叶。侧脑室有脉络丛并与第三脑室脉络丛相延续。

5. 脑的被膜

观察材料：脑整体标本，脑膜解剖浸制标本。

（1）硬脑膜　硬脑膜较坚韧，在大脑纵裂内形成大脑镰，在大脑枕叶与小脑之间形成小脑幕，在某些部位（如大脑镰、小脑幕边缘部）有硬脑膜窦。

（2）蛛网膜　薄而透明，与深部软膜之间有许多小纤维相连，蛛网膜与软膜之间的间隙为蛛网膜下腔。在上矢状窦（大脑镰上缘处硬脑膜窦）处有蛛网膜粒。

（3）软膜　薄而富含血管，紧贴脑组织表面，并伸入脑表面的沟裂内。

三、外周神经

1. 脊神经

观察材料：各神经丛解剖浸制标本、全身神经分布模型。

（1）颈丛　由第1～4颈神经前支组成，位于胸锁乳突肌深面，主要分支有膈神经。

（2）臂丛　由第5～8颈神经前支和第1胸神经前支一部分组成，自颈根部斜向外下，经锁骨中点后方入腋窝。主要分支有正中神经、桡神经、尺神经、腋神经、肌皮神经等。注意观察正中神经、桡神经、尺神经的行程。

(3) 胸神经前支　共12对，沿相应的肋下走行。

(4) 腰丛　由第12胸神经前支一部分与第1~4腰神经前支组成，位于腰大肌深面，主要分支有股神经。注意观察股神经的行程。

(5) 骶丛　由第4、第5腰神经、全部骶神经和尾神经前支组成，位于盆腔侧壁，最大的分支为坐骨神经。注意观察坐骨神经的行程与分支。

2. 植物神经

观察标本：植物神经解剖标本、迷走神经走行解剖浸制标本、植物神经模型。

(1) 植物神经的组成　植物神经由中枢、外周神经节、节前纤维与节后纤维组成。交感神经系统中枢位于 $T1~L_{1~3}$ 脊髓节段灰质侧角，外周神经节分椎前节与椎旁节。椎旁节位于脊柱两侧，椎间孔前方，椎旁节借节间纤维组成交感干。椎前节位于脊柱前方，腹腔动脉、肠系膜上动脉、肠系膜下动脉、肾动脉根部。交感神经节前纤维短，节后纤维长。副交感神经中枢位于脑干副交感核和骶髓副交感核，外周神经节位于效应器官旁或被膜下，节前纤维随脑神经走行或加入盆丛，节后纤维短。

(2) 交感干　位于脊柱两侧，呈链锁状，由交感神经节及节间纤维组成。交感干借交通支（灰交通支、白交通支）与脊神经相连。每侧交感干颈部有三个神经节，胸部有11~12个神经节，腰部有4~5个神经节，骶部有4个神经节。

(3) 迷走神经　迷走神经出颅后伴颈总动脉、颈内静脉下降至颈根部。左迷走神经由左颈总动脉与左头臂静脉之间入胸腔，在主动脉弓下有喉返神经返回颈部；主干向下沿食管前面下降，经膈食管裂孔入腹腔，移行到胃小弯，沿途分支分布于食管、左肺、胃、肝等。右迷走神经在右锁骨下动脉与右头臂静脉之间入胸腔，在右锁骨下动脉下有喉返神经返回颈部；主干向下沿食管后面下降，经膈食管裂孔入腹腔，移行到胃后面，并发出腹腔支参加腹腔丛，随腹腔内动脉干分支分布，沿途分支分布于右肺、食管、胃后壁。

【问题讨论】

1. 试总结颈丛、臂丛、腰丛、骶丛各自分支分布范围。
2. 试比较内脏运动神经与躯体运动神经解剖学区别。
3. 试总结脊髓内部结构与脊神经成分的关系。
4. 试比较大脑与小脑的结构成分异同点。

实验八　反射弧的分析

【实验目的】

通过实验证明反射弧的组成，探讨反射弧的完整性与反射活动的关系。

【基本原理】

反射活动的结构基础是反射弧，典型的反射弧包括感受器、传入神经、神经中枢、传出神经、效应器五部分。反射弧的任何一部分缺损或功能障碍，反射活动都不能实现。由于脊髓是中枢神经系统的低级部位，机能比较简单，便于观察，又由于蛙类脊休克时间比较短，所以多选用蛙（或蟾蜍）为实验对象。

【主要器材】

蟾蜍（或蛙），常规手术器械一套，毁髓针，铁支架及直棒，蛙嘴夹，大头针，浸蜡纸片，滤纸片，脱脂棉，蛙板，培养皿，烧杯，0.5%及0.1%硫酸，2%普鲁卡因。

【方法与步骤】

1. 制备脊动物。用毁髓针捣毁蟾蜍脑，保留脊髓。

2. 将脊动物俯卧固定在蛙板上，沿左大腿股二头肌与半膜肌之间的坐骨神经沟剪开大腿后面皮肤，用玻璃分针分离股二头肌与半膜肌间的结缔组织，暴露坐骨神经，在神经下穿双线备用（线已用生理盐水浸湿），并在神经的深面垫一浸蜡纸片。用蛙嘴夹夹住蟾蜍下颌（或用大头针钩住动物的下颌），悬挂在铁支架上。将烧杯盛满清水。

3. 用培养皿盛0.1%硫酸，将蟾蜍左后肢中趾趾端浸入硫酸2~3mm［图5-1(a)］，观察左后肢屈反射。当反射出现后，立即用清水洗净脚趾，并用纱布轻轻揩干。以同样的方法用0.1%硫酸刺激右后肢中趾趾端，观察右后肢屈反射，反射出现后用清水洗净。

停3min后用0.5%硫酸刺激左后肢中趾趾端，观察左后肢屈反射，然后观察右后肢的伸反射，并与0.1%硫酸刺激相比较屈反射范围差别。

4. 将浸过0.5%硫酸的滤纸片贴在动物的左侧背部［图5-1(b)］，观察左后肢抓反射，反射出现后用蘸清水的棉花洗净贴滤纸部位的皮肤。以同样方法，用硫酸刺激右侧背部，观察右后肢抓反射，反射出现后用蘸清水的棉花洗净贴滤纸部位的皮肤。

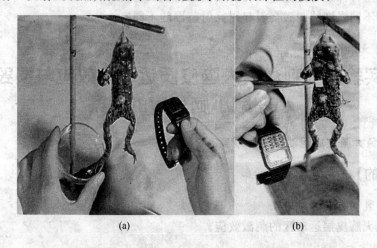

(a)   (b)

图5-1 硫酸刺激脊蛙皮肤引起的反射

5. 在右侧踝关节处，将皮肤做一环形切口后，剥去下肢皮肤（趾尖皮肤应除尽），稍停，再用0.5%硫酸刺激右脚趾，观察屈反射是否发生，再用生理盐水洗净脚趾，揩干。

6. 将浸过0.5%硫酸的滤纸片贴在右后肢的皮肤上，观察右后肢是否出现屈反射。然后用蘸清水的棉花洗净贴滤纸部位的皮肤。

7. 用镊子夹右脚趾，观察是否有屈反射出现。

8. 轻轻提起穿过左后肢坐骨神经的丝线，将坐骨神经提起，用一浸过 0.2% 普鲁卡因的小细棉条包在坐骨神经上，每隔 1min 用 0.5% 硫酸测试该后肢脚趾，观察屈反射是否出现。

9. 当左后肢反应刚刚不能出现时，立即用浸过 0.5% 硫酸的滤纸片贴在左侧背部的皮肤上，观察同侧后肢是否出现抓反射。

10. 每隔 1min，重复一次实验步骤 8，直到刺激身体的任何部位都不能引起左后肢的反应。

11. 用毁髓针捣毁脊髓，重复以上各种刺激观察是否有反射发生。

【注意事项】

1. 捣毁脑组织时不能损伤脊髓。
2. 每次用酸刺激后，应迅速用水洗去皮肤上的硫酸，以免皮肤受伤。
3. 浸硫酸的滤纸片不易过大。

【探究启导】

1. 根据实验原理可再设计新的方法证明反射弧的组成。
2. 根据反射活动协调理论，利用脊蛙设计实验证明反射活动的交互抑制、总和现象等。

【问题讨论】

1. 以实验结果为根据说明反射弧的组成。
2. 在麻醉坐骨神经时为什么屈反射先消失？抓反射后消失？
3. 为什么不同强度的刺激会引起屈反射范围的不同？

实验九　刺激兔大脑皮质运动区效应与损毁
小白鼠小脑效应的观察

一、刺激兔大脑皮质运动区效应观察

【实验目的】

1. 学习哺乳动物的开颅方法。
2. 观察兔大脑皮层运动区的刺激效应。

【基本原理】

大脑皮层运动区是控制躯体运动的最高级中枢，运动区有精细的机能定位，电刺激兔一侧大脑皮层运动区时，将引起躯体一定部位的骨骼肌群产生运动。

【主要器材】

家兔，常用手术器械一套，注射器，剪毛剪，颅骨钻，咬骨钳，止血钳，"生物医学信号采集处理系统"（刺激器），刺激电极，兔解剖台，纱布，脱脂棉，石蜡油，3％戊巴比妥钠（或20％氨基甲酸乙酯溶液），生理盐水。

【方法与步骤】

1. 麻醉动物

参考总论中动物的给药途径与动物麻醉方法，从兔的耳缘静脉注射戊巴比妥钠（每千克体重30mg），或20％氨基甲酸乙酯溶液（每千克体重0.5g），作半剂量麻醉。

2. 开颅

将麻醉后的兔腹位固定于手术台上，用剪毛剪将头顶部毛剪去，再用手术刀由眉间至枕骨部纵向切开皮肤，沿中线切开骨膜。用手术刀柄自切口处向两侧刮开骨膜，暴露额骨及顶骨。用骨钻在一侧的顶骨（图5-2）上打孔，当旋转至有明显突破感时即停止钻孔（一般为2～3mm，切勿伤及脑组织）（图5-3）。用镊子夹出骨片，用咬骨钳小心伸入孔内，自开孔处向四周咬切颅骨扩大创口（切勿伤及矢状窦和横窦）。向前开颅至额骨前部，向后开至顶骨后部及人字缝之前（切忌咬切骨块过大，也切勿掀动或瓣断人字缝前的顶骨，以免出血不止）。

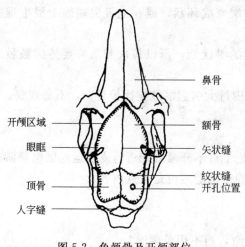

图 5-2　兔颅骨及开颅部位

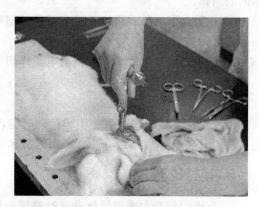

图 5-3　用颅骨钻在颅骨上打孔

3. 暴露脑组织

用眼科剪小心剪开脑膜，暴露脑组织。将温热生理盐水浸湿的薄纱布盖在裸露的大脑皮层上（或滴几滴石蜡油），防止干燥。

4. 刺激大脑皮层运动区观察效应

用脱脂棉球吸干脑表面的液体。将无关电极固定在动物口腔内或头部切开的皮肤上（图5-4）。将刺激电极插入"生物医学信号采集处理系统"刺激输出插孔内，开启"生物医学信号采集处理系统"，下以 BL-420/820 为例设置仪器参数。点击"实验项目"菜单，选择"自定义实验"模块，弹出"用户自定义实验项目"设置对话框后，不用设置直接点击"确定"进记录状态，点击"分时复用区"的"刺激参数调节按钮"，弹出"刺激参数调节区"后，设置刺激参数：刺激方式，连续单刺激；波宽，0.1ms；频率，50Hz；强度，1V。电刺激的顺序是从前向后，从矢状缝向外侧依次刺激，同时观察躯体运动反应的部位。绘出大脑半球背面观的轮廓图，标出躯体肌肉运动的代表区域（图5-5）。

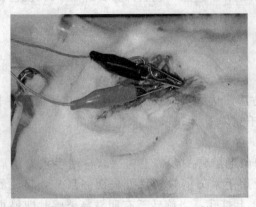

图 5-4 刺激大脑皮层运动区

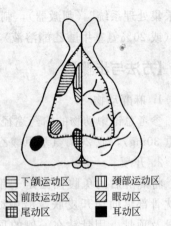

目 下颌运动区	皿 颈部运动区
⊠ 前肢运动区	⊡ 眼动区
⊞ 尾动区	■ 耳动区

图 5-5 兔大脑皮质运动区

【注意事项】

1. 手术过程中要小心操作，尽量减少出血，若颅骨出血可用骨蜡封闭止血。整个实验过程要求保持皮层表面光泽、湿润、血管清晰。

2. 要避免刺激电极损伤脑组织，可将电极尖端弯成环状，或在电极尖端缠上浸生理盐水的脱脂棉。

3. 刺激大脑皮层后肌肉收缩有时往往有较长的潜伏期，所以每次刺激需要持续数秒才能确定有无效应。

4. 刺激强度不宜过大，否则因电流作用的范围过大引起的效应比较复杂，不易观察。

【探究启导】

对皮层运动区电刺激就能引起运动效应，理论上讲不开颅就能进行皮层运动区电刺激效应，试设计实验并实施之（注意：如何引起更准确的机能定位是重点内容）。

【问题讨论】

1. 为什么刺激大脑皮层运动区时要用连续刺激，而不用单刺激？

2. 试分析将无关电极放在口腔内刺激皮层产生的效应定位比较精确，还是放在创口皮肤上定位比较准确（提示：电流方向的不同，造成受刺激的区域不同）。

二、损毁小白鼠小脑效应的观察

【实验目的】

了解小脑对躯体运动的调节功能。

【基本原理】

小脑的主要机能是调节肌张力、协调肌肉运动和维持身体平衡。小脑损伤后，动物表现为肌张力失调，不能维持身体平衡现象。

【主要器材】

小白鼠，手术刀，脱脂棉，大头针，乙醚。

【方法与步骤】

1. 麻醉

将蘸有乙醚的棉球放入小瓶，用瓶口对准小白鼠的鼻部让其吸入乙醚；或将蘸有乙醚的棉球放入小烧杯，将小白鼠倒扣在小烧杯内麻醉（注意观察，若呼吸变慢时则表示动物已麻醉）。

2. 暴露颅顶

用手术刀沿正中线切开小白鼠两耳间的头皮，暴露顶骨和顶间骨（位于顶骨与枕骨之间，人类没有），用镊子挟一棉球将顶间骨上的颈肌往后推压剥离，此时透过透明的颅骨即可看清小脑的位置。

3. 损毁小脑

先在顶间骨的远离中线处（图5-6）用手术刀尖刻一小凹，而后用大头针刺穿顶间骨进入小脑内（深2～3mm），搅毁该侧小脑（注意不可刺入太深，以免损伤脑干），可先轻损伤，观察小鼠清醒后的运动变化，可见小鼠向健侧旋转（图5-7），而后扩大损伤范围，可见小鼠向损伤侧翻滚。

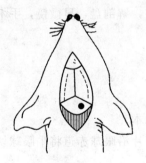

图5-6　破坏小白鼠小脑位置
小圆点为进针处

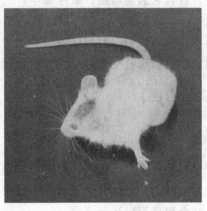

图5-7　小白鼠小脑损伤后向健侧旋转

【注意事项】

1. 损毁小白鼠小脑时，刺入部位要准，否则效果不明显；还要注意针的刺入深度，不能刺入太深（超过3mm），以免损伤延髓而使小白鼠立刻死亡。

2. 将实验完的小鼠拉断颈椎处死。

【探究启导】

有些动物身体平衡失调容易观察，比如鸟类的飞行、蛙类游泳等，能否设计实验观察这些动物损毁小脑效应实验（注意查寻相关损毁技术资料）。

【问题讨论】

根据本实验中小鼠小脑损伤后的表现，具体分析小脑的运动机能。

第六章 感 觉 器

实验十　眼球与耳的形态结构观察

【实验目的】

掌握眼球与耳的解剖学结构和视网膜、耳蜗的显微结构。

【主要器材】

牛（或其它大型动物）眼球标本，人眼球模型，泪器解剖标本，小动物眼球的水平切片（HE 染色），颞骨解剖示外、中、内耳结构标本，听小骨模型，听小骨标本，耳放大模型，内耳标本，内耳模型，豚鼠（或其它小动物）内耳过蜗轴纵切片（HE 染色）。

以上相应结构教学课件（幻灯片）和教学图片。手术镊，解剖盘，显微镜，手术刀片。

【实验内容】

一、眼

（一）眼球的解剖学结构

观察材料：人眼球模型，牛（或其他大型动物）眼球标本。

观察眼球的外形，辨认视神经出眼球的部位，然后用刀片沿眼球赤道将牛眼球切成前后两半，结合眼球模型进行观察。

1. 观察眼球的后半

（1）玻璃体　为充满在眼球内的透明胶状物。

（2）视网膜　除去玻璃体可见到动物死后已变成乳白色（在活体呈淡紫红色）的视网膜。它是眼球壁的最内层，极易脱落。视网膜后部有一个白色圆形的隆起，为视神经盘（视神经乳头）。在视神经盘的颞侧有一淡黄色圆形斑块，为黄斑，其中央有一针眼形凹陷，为中央凹。

（3）脉络膜　撕去视网膜后所见到的一层黑褐色薄膜。此膜内富有色素细胞和血管。

（4）巩膜　撕去脉络膜所留下的眼球壁最外层，白色，厚而坚韧。

2. 观察眼球的前半

（1）玻璃体　同前。

（2）晶状体　位于虹膜与玻璃体之间，是一个双凸的透明体，前面较平，后面较凸。取出后在阳光下可聚光。

（3）睫状体　睫状体是脉络膜前方的环形增厚部分。在睫状体的前部，有数十个向内侧突出并作放射状排列的皱襞，为睫状突。在小心摘除晶状体时，仔细观察可见晶状体与睫状突之间有一些细丝状的纤维，即睫状小带。

（4）虹膜与瞳孔　摘除晶状体后可见到虹膜，它是眼球壁中膜的最前部。虹膜中央的孔即为瞳孔。

（5）角膜　为眼球壁外膜前 1/6 部分的透明膜，微向前凸。

（6）眼房　角膜与虹膜之间的腔隙为眼前房。虹膜与晶状体之间较小的腔隙为眼后房。眼前、后房内均含有水样液体，为房水。

（二）眼球的辅助结构

1. 眼睑和结膜

对着镜子观察自己或同学间相互进行观察。

（1）眼睑　眼睑是保护眼球的皮肤皱襞，长有睫毛。

（2）结膜　结膜是一层薄而透明的黏膜，衬在眼睑内面的为睑结膜；贴附于眼球前面的球结膜。二者移行部分为结膜穹隆，分结膜上穹和结膜下穹。

2. 泪器（示范）

观察材料：泪器解剖标本。

（1）泪腺　位于眼眶外上部的泪腺窝内，其排泄管开口于结膜上穹。

（2）泪囊　位于眶内侧壁前下方泪囊窝内的膜性囊，上端为盲端，下端通过鼻泪管开口于下鼻道。

（3）泪点　位于上、下眼睑内侧端泪乳头的中央，为泪小管的开口。

（4）泪小管　连接泪点与泪囊的部分，有上、下泪小管，均开口于泪囊上部。

（5）鼻泪管　为一续于泪囊下端的膜性管，上部埋在骨性鼻泪管内，下部开口于下鼻道的外侧壁。

（三）眼球的显微结构

观察标本：小动物眼球的水平切片（HE 染色）。

肉眼观察：标本呈球形，周缘染色深者是眼球壁，前部略突者是角膜。近角膜处可见红色椭圆形结构，即晶状体。晶状体两侧眼球壁可见棕黑色不规则结构，为睫状体。后者向晶状体前伸出的棕黑色薄膜是虹膜。晶状体前后的无色透明处为房水和玻璃体。眼球后极可见视神经。

低倍镜与高倍镜转换观察：首先分辨眼球壁的外膜（角膜、巩膜）、中膜（虹膜、睫状体、脉络膜）、内膜，然后分辨眼球内容物（晶状体、玻璃体）。

（1）角膜　前面浅层角膜上皮为未角化的复层扁平上皮，细胞排列整齐，基部平整。角膜内表面覆有复层扁平上皮。

（2）巩膜　为致密结缔组织，前部有球结膜覆盖，为复层柱状上皮，与角膜上皮相延续。巩膜与角膜交界处有一狭长的不规则腔隙，为巩膜静脉窦。

（3）虹膜　前表面是一层不连续的成纤维细胞和色素细胞，其深部为富含毛细血管和色素细胞的疏松结缔组织，近后表面在近瞳孔缘处有环形排列的瞳孔括约肌，其外侧有放射状排列的瞳孔开大肌，后表层为呈立方形的色素细胞。

（4）睫状体　前段肥厚并伸出放射状的睫状突，后段渐平坦。睫状体内表面衬有两层立方细胞，为睫状体上皮。睫状体内除色素细胞和小血管外，还有大量平滑肌，为睫状肌，肌纤维的排列方向不易分辨。

（5）脉络膜　为疏松结缔组织，可见许多管腔狭长的血管和一些色素细胞。

（6）视网膜 前部与睫状体上皮相移行。视网膜主要由色素上皮和视细胞、双极细胞及节细胞构成。

色素上皮：紧贴脉络膜，为单层立方上皮，富含黑色素。

视细胞层：位于色素细胞内侧，由视杆细胞和视锥细胞胞体组成。可见密集的染蓝色的细胞核，其外侧有许多染粉红色杆状或锥状突起，该突起分别为视杆细胞和视锥细胞的外突。

双极细胞层：染色深，主要由双极细胞的胞体组成，细胞核排列紧密。此层其他细胞（水平细胞、无长突细胞及网间细胞）切片中不能区别。

节细胞层：由数目较少、体积较大的节细胞胞体构成，大多数为单层排列。胞核圆形或卵圆形，呈空泡状，核膜清楚，核仁明显。轴突向内形成神经纤维层。

二、耳

（一）耳的解剖学结构

观察材料：耳放大模型，颞骨解剖示外、中、内耳结构标本，听小骨模型，听小骨标本，内耳标本，内耳模型。

1. 外耳

包括耳廓、外耳道、鼓膜三部分。外耳道呈"S"形弯曲，大部分位于颞骨岩部。鼓膜位于外耳与中耳交界处，为椭圆形半透明薄膜，外侧面向前下外方倾斜，与外耳道底成45°角，其中央向内凹陷为鼓膜脐，其边缘附着于颞骨上。

2. 中耳

包括鼓室、咽鼓管和乳突小房三部分。

（1）鼓室 颞骨岩部内的含气小腔。其上壁为一薄层骨板，借此与颅中窝相隔，下壁仅以薄层骨板与颈内静脉起始部相隔。外侧壁为鼓膜，内侧壁为内耳外侧壁，其上有两个孔：上孔为前庭窗，活体上有镫骨底封闭；下孔为蜗窗，活体上有第二鼓膜封闭。鼓室前壁有咽鼓管的开口，后壁有乳突窦的开口。

鼓室内有3块听小骨，即锤骨、砧骨和镫骨。它们以关节相互连结。锤骨柄附于鼓膜脐处鼓膜内面。锤骨头与砧骨头形成关节，砧骨长脚与镫骨小头相关节，镫骨的底封闭前庭窗。

（2）咽鼓管 连接鼓室和鼻咽部的管道。在鼓室前壁开口为咽鼓管鼓室口，在鼻咽部侧壁的开口为咽鼓管咽口。

（3）乳突小房 骨乳突内许多含气的小腔。这些小腔彼此相通，向前与较大的气腔（乳突窦）相通，再向前开口于鼓室后壁。

3. 内耳

由骨迷路和膜迷路两种结构组成。

（1）骨迷路 为颞骨岩部的骨性隧道，分前庭、骨半规管和耳蜗三部分，它们彼此相通。

前庭：位于骨迷路中部，为不规则小腔。它的外侧壁为鼓室的内侧壁，其上有前庭窗和蜗窗。它的后上方有五个小孔与三个骨半规管相通，前下方有一较大的孔通耳蜗。

骨半规管：位于骨迷路的后部，有三个，即上、后、外骨半规管，互成垂直排列。每个骨半规管有两脚与前庭相通，其中一脚有一膨大部，为骨壶腹。后、上骨半规管没有壶腹的一端合并成一个总骨脚，故三个骨半规管只有五个孔开口于前庭。

　　耳蜗：位于骨迷路的前部，形似蜗牛壳，由一骨螺旋管卷绕一个锥体形骨质蜗轴两周半而成。蜗顶朝前外方，为盲端。蜗底朝向后内方，开口于前庭。耳蜗的中轴为蜗轴，近水平位。由耳蜗纵切面（沿蜗轴）可见，自蜗轴向骨螺旋管管内伸出一螺旋状的骨片，为骨螺旋板。

　　（2）膜迷路　借纤维束悬挂在骨迷路内的膜性小管和小囊，包括膜半规管、椭圆囊、球囊、蜗管几部分。

　　椭圆囊和球囊：位于前庭内。椭圆囊在后上方，与三个膜半规管相通。球囊在前下方，向前下借连合管与蜗管相通。椭圆囊与球囊之间也有小管相连，此管向上延伸为内淋巴管，末端扩大为内淋巴囊。椭圆囊的底壁与球囊前壁上有囊斑，为运动觉与空间位置觉感受器。

　　膜半规管：形状与骨半规管相似，但管径较小，在膜壶腹部内壁上有壶腹嵴，也是运动觉感受器。

　　蜗管：是骨螺旋管内的膜性管，呈三角形，也作两周半旋转，一端借连合管与球囊相通，另一端终于蜗顶。蜗管的上壁（前庭膜）、底壁（基底膜）与骨螺旋板相接，外侧壁（螺旋韧带）贴于骨螺旋管外侧壁上，蜗管把骨螺旋管分为上部的前庭阶和下部的鼓阶，二者在蜗顶相通。

　　（二）内耳的显微结构

　　观察标本：豚鼠（或其它小动物）内耳切片（HE 染色）

　　肉眼观察：可见耳蜗切面及其骨性蜗轴。豚鼠耳蜗的骨螺旋管卷绕的圈数较多，故在切片上可见蜗轴的两侧均有 3～4 个骨螺旋管的横断面。每个骨螺旋管内有三角形蜗管。耳蜗周围为颞骨组织。切片内还可见有内有半规管和前庭部的断面。

　　低倍镜观察：蜗轴的骨质疏松，蜗轴向骨蜗管突出形成骨螺旋板，在近骨螺旋板基部可见到一些胞体大、圆形、染色较淡的细胞，这是螺旋神经节细胞的细胞体。骨螺旋板的外侧是蜗管，蜗管横断面呈三角形，分上、外、下三壁。

　　高倍镜观察：选择一个较好的蜗管横切面观察。上壁为前庭膜，由薄层结缔组织和覆盖在两面的单层扁平上皮构成。外壁为骨螺旋管内面骨膜增厚所形成的螺旋韧带，其表面覆以复层柱状上皮，富含血管而称为血管纹。蜗管的下壁由基底膜和骨螺旋板的边缘部组成。

　　重点观察基底膜上的听觉感受器——螺旋器。螺旋器由两种细胞组成。

　　① 毛细胞：呈柱状，游离面有短的听毛。

　　② 支持细胞：形态多样，按位置和形态可分为指细胞和柱细胞。

　　在骨螺旋板边缘的骨膜增后部分向蜗管内伸出一片胶状的薄膜，称为盖膜。活体时，盖膜常与听毛接触。

　　（三）位觉斑和壶腹嵴（示范）

　　观察标本：豚鼠内耳过蜗轴切片（HE 染色）

　　在豚鼠内耳切片（HE 染色）上，有时可见到位觉斑和壶腹嵴。

　　① 椭圆囊斑和球囊斑：上皮呈高柱状，主要由毛细胞和支持细胞组成。毛细胞的毛较短，包埋于一层厚的胶状物——耳石膜内。

　　② 壶腹嵴：呈小丘状，其上皮也主要有毛细胞和支持细胞构成。毛细胞的毛包埋于较高的圆顶形胶质壶腹帽（终帽）内。

【问题讨论】

　　1. 归纳眼球屈光介质及与视力调节有关的结构。

2. 试以视网膜的组织结构及功能特点说明，为什么分辨物体的精细结构时必须注视？

3. 声波经耳的哪些结构传导至听觉感受器？

4. 试以内耳的组织结构及功能特点说明，耳对不同频率的声波是如何感受并进行初步分析的？

实验十一　视力、视野、盲点、视反射、声波传导途径与动物内耳损毁效应

一、视力、视野、盲点、视反射

【实验目的】

1. 学习测定视力、视野、盲点的方法。
2. 观察人眼的视觉调节反射。

【基本原理】

1. 视力（视敏度）

视力是指眼分辨物体细微结构的能力。物体上两点发出或反射的光线射入眼时，在节点处交叉形成的夹角称为视角。视力的测定就是检测受试者能分辨两点所需的最小视角。临床上规定，当视角为 1′角时能辨清两点或能看清字及图形的视力为正常视力。距离眼球 5m 远的物体上两点间的距离约为 1.5mm 时（视力表第 11 行字母笔画之间的距离为 1.5mm），所形成的视角为 1′角。因此，在距视力表 5m 处能分辨第 11 行字母，为正常视力。

我国学者缪天荣于 1966 年发明了对数视力表。对数视力表检测视力按 5 分纪录：

视力 $=5-\lg\alpha$，其中 α 为视角，以分为单位。

受试者在 5m 处第 11 行字母在眼形成 1′视角，其视力为 5.0；第 1 行字母与眼形成的视角为 10′，其视力为 4.0；其间相当于 4.1、4.2……4.9 等，各行字母均比上一行形成的视角小 1.259 倍，视角每减小 1.259 倍，视力增加 0.1；视角减小 1.259^2 倍，视力增加 0.2。这样，不论原视力为何值，视力改变情况均可较科学地反映出来。

2. 视野

视野是单眼固定注视正前方一点时所能看到的空间范围。视野可反映感觉细胞在视网膜上的分布情况。正常人的视野范围鼻侧和上部较窄，颞侧和下部较宽。在相同亮度下，白色视野最大，蓝色次之，再次为红色，绿色视野最小。

3. 盲点

视神经乳头没有感光细胞，不能引起视觉，称生理盲点。视野中必然存在盲点投射区。根据物体成像规律测定盲点投射区，可计算出盲点所在的位置和大小。

4. 视反射

人眼由视远物到视近物或由视近物到视远物时可反射性地引起眼球内、外肌的活动，使晶状体的曲率、瞳孔的直径和两眼视轴的交角发生变化，从而保证物体在两眼视网膜的相称部位形成清晰的图像，此称为视觉调节反射。

【主要器材】

视力表、指示棍、遮眼板、米尺、视野计、视标（白色、黄色、蓝色、红色、绿色和黑色）、视野图纸、铅笔、白纸、手电筒。

【方法与步骤】

（一）视力的测定

1. 将视力表挂在光线充足而均匀的地方，视力表上第 11 行字母与受试者的眼同高，受试者在距视力表 5m 远处测试。

2. 受试者用遮眼板遮住一眼，另一眼看视力表，按主试者的指点自上而下进行识别，直到能辨认的最小字母行为止，依此确定该眼的视力。同法测定另一眼的视力。

3. 若受试者对第一行字母也不能辨认时，则令其向前移动，直至能辨认为止，测定其与视力表的距离，按下列公式计算受试者的视力：

$$国际视力表视力 = \frac{受试者与视力表的距离}{正常视力辨清该行字母的设计距离}$$

$$对数视力表视力 = 5 - \lg\alpha = 5 - \lg(D/d)$$

式中，D 为正常视力辨清该行字母的设计距离，m；d 为受试者与视力表的距离，m。

如 4m 处能辨别第一行字母，其视力为 $5 - \lg(50/4) = 3.9$。

（二）视野的测定

1. 熟悉视野计的结构及使用方法。最常用的视野计为弧形视野计（图 6-1）。它主要由支架和带有刻度并可绕水平轴旋转的半圆弧形金属板组成。圆弧上的刻度表示由该点射向视网膜周边的光线与视轴之间的夹角，视野界限即以此角度表示。在圆弧内面中央有一小圆镜或白色圆标，其对面的支架上有可上下移动的托颌架，托颌架上方有眼眶托。测定时，受试者的下颌置于托颌架上，眼眶下缘靠在眼眶托上。此外，视野计附有各色视标，在测定各种颜色视野时使用。

2. 在明亮的光线下，受试者将下颌放在托颌架上，调整托颌架的高度，使左眼眶下缘靠在眼眶托上，眼与弧架的中心点在同一水平线上。遮住右眼，左眼凝视弧架中心的圆镜或白色圆标，接受测试。

3. 主试者将白色视标紧贴弧架内面并从周边向中央缓慢移动，直至受试者能看到为止，

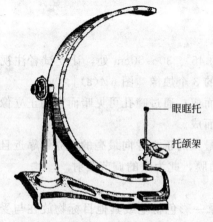

图 6-1 视野计

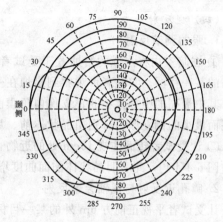

图 6-2 左眼视野

记下弧架该处的经纬度。重复测试一次（或把视标再从弧架中央向周边缓慢移动至看不见为止），将所得一致的结果标在视野图的相应经纬度上。同法测出对侧相应的度数。

4. 将弧架转动 45°，重复上述测定，共操作 4 次，得出 8 个点，将视野图上的 8 个点用曲线依次连接，即得出该眼白色视野的范围（图 6-2）。

5. 按上述方法分别测出该眼的红色和绿色视野（测试颜色视野时，须以看清颜色为准）。

6. 同法测出右眼的白色、红色和绿色视野。

（三）盲点的测定

1. 测定盲点投射区

（1）取一张一端标有"＋"字的白纸贴在墙上，使"＋"字与受试者的眼睛同高，并在某一眼的正前方。受试者立于纸前 50cm 处，用纸板遮住"＋"字所对的一只眼，另一只眼注视"＋"字。

主试者持一支用白纸包裹只露出笔尖的铅笔，将铅笔尖由"＋"字向被测眼颞侧沿水平方向缓缓移动。此时被测眼必须始终注视"＋"字，不能随笔尖移动。当受试者刚好看不见笔尖时，在纸上记下笔尖位置。然后将笔尖继续向颞侧移动，直至又看见笔尖时记下其位置。由所记两点连线的中点起，沿各个方向向外缓移笔尖，找出并记下各方向刚能看见笔尖的位置（一般取 8 点），用曲线将其依次连接，即得出盲点投射区。

（2）同法测出另一只眼的盲点投射区。

2. 计算盲点的直径

根据物体成像规律及相似三角形对应边成比例关系（图 6-3），按下列公式计算。

$$盲点的直径（mm）＝盲点投射区的直径 \times (15/500)$$

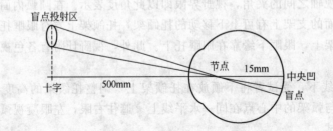

图 6-3　计算盲点大小的示意图

（四）视反射

1. 眼的调节反射

① 在暗室内将点燃的蜡烛置于受试者眼的颞侧约 45°、30～50cm 处，让受试者注视数米外的某一目标。实验者可观察到蜡烛在受试者眼内的 3 个烛像［图 6-4（a）］。

其中最亮的中等大小的正立像由角膜前表面反射而成；通过瞳孔可见暗而大的正立像和较亮而最小的倒立像，分别由晶状体前、后表面反射而成。

② 让受试者转而注视 15cm 处的近物，此时可见最大的正立像向最亮的正立像靠近且变小［图 6-4（b）］，此表明晶状体前面曲度增加并靠近角膜，此为眼的调节反射。

2. 瞳孔近反射与视轴会聚反射

让受试者平视正前方 6m 外的某一目标，主试者拿一彩色粉笔或其他目标物放在与受试者眼同高度正前方约 30cm 处，命令受试者改视正前方粉笔，同时观察受试者两眼球的运动

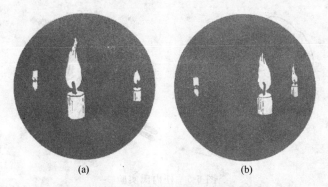

(a)　　　　　　　(b)

图 6-4　受试者眼内的烛像

和两眼瞳孔的大小变化。相反，可先让受试者注视眼前约 30cm 处的粉笔，而后命令受试者改视正前方 6m 外的目标，同时观察受试者两眼球的运动和两眼瞳孔的大小变化。

3. 瞳孔对光反射

让受试者注视远方，观察其瞳孔大小，再用手电筒照射其一眼，观察瞳孔的大小变化。用手在鼻侧挡住光线以防照射另一眼，重复上述实验，观察受试者双眼瞳孔的变化。

二、声波传导途径与内耳损坏效应

【实验目的】

1. 学习空气传导和骨传导的检测方法。

2. 观察内耳损伤后的姿势异常反应。

【基本原理】

1. 声波传导途径

声波可以通过两条途径传入内耳。通过外耳道、鼓膜和听小骨传到内耳淋巴液为空气传导，是主要途径；经过颅骨、耳蜗骨传到内耳淋巴液为骨传导，传导效率较差。

2. 内耳损坏的效应

内耳中的前庭器官可感受头部空间位置和运动情况，并通过前庭迷路反射，调节机体各部肌肉的肌紧张，从而保持机体的姿势平衡。一旦内耳损伤，将导致姿势异常和眼震颤。

【主要器材】

音叉（频率为 256Hz 或 512Hz），棉花，胶管，蟾蜍（或家鸽、豚鼠），常规手术器械，纱布，缝针，手术巾，60ml 广口瓶，大头针，水盆，滴管，乙醚，氯仿。

【方法与步骤】

（一）声波的传导途径

1. 比较同侧耳的空气传导和骨传导（任内氏实验）

（1）室内保持肃静，受试者取坐姿。主试者敲响音叉（切忌在坚硬物体上敲击，以免损坏音叉）后，立即将音叉柄置于受试者一侧颞骨乳突部（图 6-5），受试者可听到音叉响声，当声音减弱至刚刚听不到时，立即将音叉移近同侧外耳门 1～2cm 处，叉支的振动方向对准外耳道，若受试者听力正常，则又可听到声音。反之，先置振动的音叉支于外耳道口处，振

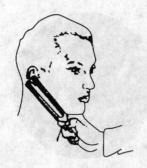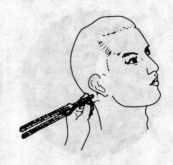

图 6-5 任内氏实验

动方向对准外耳门，当刚刚听不到声响时，立即将音叉柄移至乳突部，若听力正常，则也听不到声音。

（2）用棉花塞住受试者外耳道（相当于空气传导途径障碍）重复上述实验。听力正常者的空气传导时间缩短，骨传导感音时间延长，空气传导感音时间等于或小于骨传导时间。

2. 比较两耳的骨传导（魏伯氏实验）

（1）将敲响的音叉柄置于受试者前额正中发际处，令其比较两耳所听到的声音是否相等。正常人两耳所感受到的声音强度相同且声音在颅中线。若某侧音响强度增加，则该侧骨传导声音感受增强。

（2）用棉花塞住受试者一侧外耳道，重复上述操作，两耳感受到的声音有何变化？为什么？

（二）内耳损坏效应

以下实验可根据条件任选一个。

1. 蛙类一侧内耳损坏的效应

（1）将蟾蜍放在桌上，观察其正常姿势和运动，并放于水中游泳，观察正常游泳姿势。

（2）将蟾蜍用纱布包裹，并腹面向上握于手中，翻开下颌，用左手拇指压住。用手术剪沿颅底中线剪开黏膜，向两侧分离，可见"十"字形的副蝶骨。内耳位于副蝶骨横突的左右两端（图 6-6）。用手术刀削去薄薄一层骨质，可见小米粒大的白点，即内耳。将大头针刺入小白点深约 2～3mm，转动针尖，损坏内耳。

（3）损坏内耳几分钟后，观察蟾蜍的姿势和运动，并放于水中游泳，观察游泳姿势，比较与内耳损伤前有何不同。

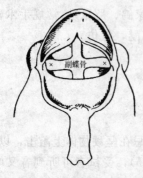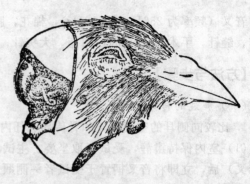

图 6-6 蟾蜍迷路位置   图 6-7 鸽半规管的位置
蛙类迷路的位置如图中"×"所示

2. 家鸽一侧内耳损坏的效应

（1）用手术巾将家鸽包裹固定，再取一个 60ml 广口瓶，放入浸乙醚的棉球，而后将家鸽头部伸入广口瓶内。家鸽麻醉后减去头部羽毛，在头后部正中线切开皮肤，用止血钳夹住皮肤创缘向两侧适当扩展。用手术刀削去颞骨表面的一层骨密质，用眼科镊在骨松质内小心剖出 3 个骨半规管（图 6-7），再用尖头镊子将其一一折断，而后将头皮缝合。

（2）待动物清醒后，观察其静止、行走、旋转及飞翔时的姿势，并与正常家鸽比较。

3. 豚鼠一侧内耳麻醉的效应

（1）麻醉迷路　将豚鼠侧卧，提起耳廓，用滴管向右侧外耳道深处滴入氯仿，并使其保持侧卧约 10min，麻醉右侧迷路。

（2）观察豚鼠的姿势变化和眼震颤现象　将豚鼠的后肢提起，其头部和躯干均歪向右侧，并出现眼震颤现象。两侧眼球先缓慢地向右移动，当移动到最大限度时，立即迅速地向左移动，回到原来位置，如此反复。让豚鼠自由活动，豚鼠的躯体向右侧旋转或向右侧翻滚。

【问题讨论】

1. 试从解剖生理学的角度分析影响视力的因素。

2. 为什么白色视野最大？夜盲症患者的视野会发生什么变化？为什么？

3. 为什么空气传导的功效大于骨传导？

4. 如何用任内氏实验和魏伯实验鉴别传导性耳聋和神经性耳聋？

第七章 血 液

实验十二 血涂片的制作与观察

【实验目的】

掌握血涂片的制作方法；了解各种血细胞的形态特点。

【基本原理】

血细胞可经瑞氏（Wright）染色后进行分类。瑞氏染料是碱性美蓝（亚甲蓝）与酸性伊红钠盐混合而成的染色粉。染色时，细胞内的嗜酸性物质与伊红结合而显红色；嗜碱性物质与美蓝或天青（部分美蓝已氧化成天青）结合而显蓝色；而中性物质则同时结合两种染料，而染成红蓝混合的紫红色。

【主要器材】

生物显微镜、一次性采血针、消毒棉球、载玻片、蜡笔、75％酒精、瑞氏（Wright）染液、缓冲液或蒸馏水。

【实验内容】

1. 制作血涂片

（1）采血　用75％酒精棉球从中间向四周呈扩散式擦拭以消毒采血部位（指尖或耳垂），待干后，用消毒过的一次性采血针刺入皮肤约 2～3mm（图7-1），待血液自然逸出，用一块洁净载玻片的一端轻轻接触血滴，使血液附于玻片一端中 5mm 处。

（2）涂片　以左手拿该玻片的两端，用右手持另一边缘光滑洁净的玻片作为推玻片斜置于

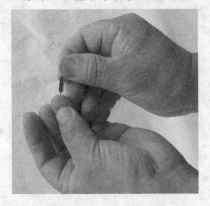

图 7-1　指尖采血

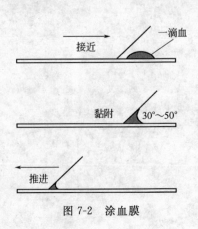

接近　一滴血

黏附　30°～50°

推进

图 7-2　涂血膜

血滴的前方（准备往前推进的一方），以 30°～50°角度往后慢慢移近血滴，当推玻片与血滴接触时，血液即沿推玻片的接触端边缘展开，均匀地附在二玻片之间。以同样的角度平稳地将推玻片向前推动（图 7-2）。推片的速度、两玻片间的夹角大小决定着血膜的厚度，夹角越大、速度越快，血膜越厚，要根据血滴的大小选择推片速度与两玻片间的夹角。在推片的过程中，需注意角度应一致，速度均匀，使血膜的尾端落于玻片一端中 10mm 左右处，以形成厚薄均匀、头尾明显、头部位置适当的黄色薄层血膜。而后将血膜自然晾干（不可加热）。

（3）用蜡笔在欲染色区（一般选取血膜的尾端）周边画环线（避免染色液外溢），平置玻片。用滴管加几滴瑞氏染液，使染色区染液液面稍凸起，染 5～10min（注意如染液因甲醇蒸发欲干时要及时补加染液），再用滴管滴加相当于染液 1～1.5 倍量的缓冲液（或蒸馏水），用口轻轻地将两液吹匀（此时可见到上面浮出类似金属的绿色，静置 5～8min）。最后用蒸馏水（或 pH 稳定在 7.2 左右的自来水）冲洗。冲洗时注意将玻片端平，让水从玻片的边缘溢出。待干后进行观察。

2. 观察各类血细胞

（1）在低倍镜下分辨出红细胞与白细胞，并找出白细胞分布较密的区域。

（2）在高倍镜和油镜下仔细观察各类血细胞（参见封三彩图）

① 红细胞　小而圆的淡红色细胞，无细胞核，中央颜色较周边淡，分布最密，数量最多。

② 嗜中性粒细胞　细胞质内含有分布均匀的染成淡紫色的细小颗粒。细胞核染成紫色，分成 2～5 叶，叶间有细丝相连。该类细胞数目较多。

③ 嗜酸性粒细胞　细胞质中含有粗大均匀、分布密集的橘红色颗粒。细胞核通常分为 2 叶。该类细胞数目较少。

④ 嗜碱性粒细胞　细胞质中含有许多大小不一，并多聚集呈块的紫蓝色颗粒。细胞核不规则或分叶，着色较淡，常被成块的胞质颗粒掩盖而不易观察。该类细胞数目最少。

⑤ 淋巴细胞　可见到大小两类淋巴细胞。小淋巴细胞数目较多，细胞核呈球形且多一侧凹陷，着色很深，占胞体的绝大部分。核周有少量的天蓝色的细胞质。大淋巴细胞比小淋巴细胞的细胞质多些，染色也淡些，有的细胞质内可见到少量染成紫红色的细小颗粒（嗜天青颗粒），细胞核近似球形，染色很深。

⑥ 单核细胞　胞体最大，圆形。细胞质染成淡灰蓝色，有细小的嗜天青颗粒。细胞核多呈肾形、马蹄形、不规则形。

⑦ 血小板　小而不规则，多聚集成团。血小板中央有细小的紫色颗粒，周边为淡蓝色。

【注意事项】

1. 玻片必须十分干净，无油污。

2. 血滴的大小、推片速度、两玻片的夹角大小决定着血膜的厚度，要使血膜仅有一层密集排列的血细胞构成。

3. 染色时绝不能使血膜干燥或接近干燥，否则会有大量析出的染料颗粒附在血细胞上，而不易观察。

4. 如染色太淡，可按原步骤重染；染色太浓或有沉淀物则可用甲醇脱色或脱色后重染。

【问题讨论】

1. 各类血细胞的形态结构和功能特点有何区别？
2. 血涂片滴加瑞氏染液后为什么要防干燥。

【附】

1. 瑞氏染液配制

瑞氏染料（粉末）	0.1g
甲醇	60ml

将瑞氏染料粉末置于研钵内，加少量甲醇研磨，使染料溶解，然后将溶解的染料倒入洁净的棕色玻璃瓶内。剩下未溶的染料再加少量甲醇研磨，如此反复进行，直至染料全部溶解为止。将制好的染液在室温内保存一周后即可使用。此染液适宜的 pH 值为 6.4～6.8，因此可按比例另配缓冲液，染色时，加入缓冲液可维持一定的酸碱度，使染色效果更好。

2. 缓冲液的配制

1％磷酸二氢钾	30ml
1％无水磷酸氢二钠	20ml
蒸馏水	加至 1000ml

实验十三　红细胞渗透脆性与悬浮稳定性

一、红细胞渗透脆性的测定

【实验目的】

学习测定正常动物红细胞渗透脆性的方法，理解细胞外液渗透压对维持细胞正常形态与功能的重要性。

【基本原理】

正常的红细胞悬浮于等渗的血浆中，若将红细胞置于高渗溶液中，则红细胞因失水而皱缩；反之，置于低渗溶液中，则水进入红细胞，使红细胞膨胀。如环境渗透压过低，红细胞会因膨胀而破裂，释放血红蛋白，称之为溶血。红细胞膜对低渗溶液的抵抗力，称为红细胞的渗透脆性。红细胞膜对低渗溶液的抵抗力越大，则在低渗溶液中越不容易发生溶血，即红细胞渗透脆性越小。将血液滴入不同的低渗溶液中，可检查红细胞膜对低渗溶液抵抗力的大小。开始出现溶血现象的低渗溶液浓度，表示该血液红细胞的最大脆性；开始出现完全溶血时的低渗溶液浓度，则表示该血液红细胞的最小脆性。

【主要器材】

1％肝素、1％氯化钠溶液、蒸馏水，10ml 小试管、试管架、滴管、1ml 移液管。动物种类不限。

【方法与步骤】

1. 溶液配制：取小试管 10 支，按不同比例向各管内加入 1％NaCl 溶液和蒸馏水，使各试管内溶液均为 2ml，且分别为 0.25％、0.3％、0.35％、0.4％、0.45％、0.5％、0.55％、0.6％、0.65％、0.9％等不同浓度的氯化钠低渗溶液。

2. 制备抗凝血：不同动物采血方法各有所异，但多采用末梢血。将血滴在有 1％肝素的表面皿上，混匀（1％肝素 1ml，可用于 10ml 血液抗凝）。

3. 加抗凝血：用滴管吸取抗凝血，于各试管中各加一滴，轻轻摇匀，使血液与溶液混合均匀。静置 1～2h。

4. 观察结果：根据各管中液体颜色和浑浊度的不同，判断红细胞脆性。

① 未发生溶血的试管：下层有大量红细胞下沉，上层为无色透明液体，表明无红细胞破裂。

② 部分红细胞溶血的试管：下层有红细胞下沉，上层为淡红（淡红棕）色透明液体，表明部分红细胞已经破裂，称为不完全溶血。

③ 全部溶血的试管：液体完全变成透明红色，管底无红细胞下沉，表明红细胞完全破裂，称为完全溶血。

【注意事项】

1. 小试管要干燥，加抗凝血的量要一致，只加一滴。

2. 混匀时，轻轻倾倒 1～2 次，减少机械震动，避免人为溶血。

3. 抗凝剂最好为肝素，其他抗凝剂可明显改变溶液的渗透压。

4. 配制不同浓度的 NaCl 溶液时应力求准确、无误。NaCl 溶液的浓度梯度可根据动物的实际情况适当进行调整。

【探究启导】

根据本实验原理，试设计实验比较高等动物与低等动物红细胞渗透脆性的不同。

二、红细胞沉降率的测定

【实验目的】

学习测定红细胞沉降率的方法，理解红细胞悬浮稳定性。

【基本原理】

红细胞在循环血液中具有悬浮稳定性。在血沉管中，会因重力逐渐下沉，其下沉速度可表示红细胞悬浮稳定性的大小。通常以第 1 小时末红细胞下降的距离作为沉降率的指标，简称为血沉。血浆中的某些特性能改变红细胞的沉降率，因此，血沉可作为某些疾病检测的指标之一。

【主要器材】

3.8％柠檬酸钠水溶液，75％酒精，韦氏血沉管、血沉管架、注射器及针头、带盖的青霉素空瓶、干棉球。动物一只（种类不限）。

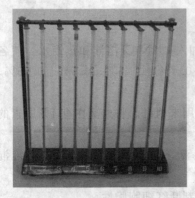

图 7-3 血沉测定

【方法与步骤】

本实验采用韦（Westergren）氏法测定红细胞血沉率。

1. 吸取 3.8％柠檬酸钠溶液 0.4ml 置于青霉素空瓶中。

2. 取血：参考总论中动物取血方法，取动物血 1.6ml，加入含 3.8％柠檬酸钠的青霉素小瓶中，并与柠檬酸钠充分混匀。

3. 吸血：将混匀的抗凝血吸入血沉管至刻度"0"处，擦去血沉管尖端外周的血液，并将血沉管直立固定于血沉管架上（图 7-3）。

4. 观察结果：静置 1h 末，读取红细胞下沉后暴露出的血浆段高度，即为红细胞沉降率（mm/h）。

【注意事项】

1. 血沉管放置要垂直，不得渗漏，血柱内不得有气泡。

2. 室温最好在 18～25℃，并在采血后 2h 内完成。

【探究启导】

血沉率受多种因素影响，依据本实验方法试设计实验探究某一种或某几种因素对血沉率的影响。

【问题讨论】

1. 如何通过渗透脆性特征判断机体的健康状况？

2. 红细胞的形态与生理特征有何关系？根据结果分析血浆晶体渗透压保持相对稳定的生理意义。

3. 决定红细胞沉降率的因素有哪些？

4. 试分析红细胞血沉率严重升高的危害。

实验十四　血红蛋白测定与红细胞血型鉴定

一、血红蛋白的测定

【实验目的】

掌握测定血红蛋白含量的原理和方法。

【基本原理】

在血液中加一定量的盐酸，使红细胞膜破坏，并使红细胞释放出来的血红素转变为高铁血红素（酸化血红素），后者呈稳定的棕色，将其用蒸馏水稀释后与血红蛋白测定计的标准色进行目测比色，即可得每 100ml 血液所含的血红蛋白质量（g）或百分率。

血红蛋白被高铁氰化钾氧化为高铁血红蛋白，后者再与氰离子结合形成稳定的氰化高铁血红蛋白（hemoglobin cyanide，HiCN）。HiCN 在波长 540nm 和液层厚度 1cm 的条件下具有一定毫摩尔消光系数。可用 HiCN 标准液进行比色法测定血红蛋白浓度。

【主要器材】

HicN 转化液（Van Kampen-zijlstra 液，文齐氏液，标准商品），0.1mol/L HCl，HiCN 标准液（200g/L，标准商品），蒸馏水，95％酒精，75％酒精，乙醚，血红蛋白计仪，分光光度计，沙里氏血红蛋白计，小试管，一次性采血针或注射器，微量采血管，干棉球。动物一只（种类不限）。

【方法与步骤】

1. 使用血红蛋白仪直接定量测定

（1）仪器的标定

① 打开电源开关，选择键置于测试挡。

② 按一下进样键，将蒸馏水吸入，预热 30min。

③ 预热后将文齐氏液吸入，仔细调"调零旋钮"，使显示屏上的数字显示为零。

④ 校正：吸入标准液（仪器配带有）后，缓缓旋转校正旋钮，使显示屏上数字显示为已知的标准液的数值。定标即结束。以后调零和校正旋钮均不能动。

（2）样品的制备与测定

① 在小试管中事先加入 HiCN 转化液（文齐氏液）5ml。

② 取血：同"实验十二"在指尖刺激破皮肤取血。用拇指和中指轻轻捏扁采血管的乳胶头，食指封住乳胶头上的孔，将采血管的尖端水平接触血滴，轻轻缓慢地放松拇指与中指，利用管内负压现象使血液进入微量采血管至 20μl，而后食指放开乳胶头上的孔，拇指与中指最后彻底松开。用棉球擦去微量采血管尖端外周的血液。

③ 血红蛋白转化为氰化高铁血红蛋白　将微量血管插入试管 HiCN 转化液中，置血液于管底，再吸上清液 2～3 次，洗尽采血管内残存的血液。用玻棒轻轻搅动管内血液，使之与 HiCN 转化液混匀。静止 5min。

④ 将混合后的血液吸入血红蛋白仪，显示屏上的数字即为测定值，稳定后读数（单位：g/L）。

2. 使用 HiCN 标准液比色法测定

（1）标准曲线绘制和 K 值计算：将标准 HiCN 液按梯度 50g/L、100g/L、150g/L、200g/L 进行稀释后（以此代表标准的血红蛋白浓度梯度），在波长 540nm、光径 1.0cm 条件下，分别用分光光度计测定各稀释液的吸光度（例如测得值分别为：0.13、0.27、0.405、0.54），以标准血红蛋白含量为横坐标、吸光度为纵坐标，绘制标准曲线；或求出换算常数 K。

$$K = \frac{\sum c_{Hb}}{\sum A} = \frac{50+100+150+200}{0.13+0.27+0.405+0.54} = 371.75 \tag{7-1}$$

（2）以上述同样的方法取血，并使血红蛋白转化为氰化高铁血红蛋白。然后以转化液作空白，测定标本吸光度 A。

（3）通过标准曲线查出待测样本的血红蛋白浓度或用 K 值计算血红蛋白浓度（单位：g/L），即

$$c_{Hb} = K \times A \tag{7-2}$$

3. 使用沙里氏血红蛋白计测定

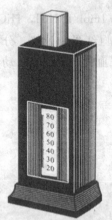

（1）沙里氏血红蛋白计   主要由标准褐色玻璃比色箱和一只方形刻度比色管组成（图 7-4）。比色管两侧通常有两行刻度：一侧为血红蛋白量的绝对值，以 g/dl［每 100ml 血液中所含血红蛋白的质量（g）］表示；另一侧为血红蛋白相对值，以％（即相当于正常平均值的百分数）来表示。

（2）测定方法

① 用蒸馏水将比色管洗净，吸血管则依次用蒸馏水、95％酒精和乙醚洗净，干燥备用。

② 用滴管加 0.1mol/L HCl 到比色管内（约加到管下方刻度"2"或"10％"处）。

③ 同上法刺破手指或耳垂采血，用干棉球拭去第一滴血不用，待流出第二滴血后，用微量采血管吸血至 20μl（方法同上述），用棉球仔细揩去吸管外的血液。

图 7-4   血红蛋白计

④ 将微量采血管中的血液轻轻吹到比色管的底部，再吸上清液反复清洗采血管 3 次。操作时应避免产生气泡，以免影响比色。吸血管尖端残留的液体，应在比色管内壁上沥净。取出吸血管后，轻轻摇动比色管使血液与盐酸充分混合，静置 10min，使管内的盐酸和血红蛋白作用完全，形成棕色的高铁血红蛋白。

⑤ 把比色管插入标准比色箱色柱旁的空格中，使无刻度的两面位于空格的前后方向，便于透光和比色。

⑥ 用滴管向比色管内逐滴加入蒸馏水，每加一滴都应充分混匀并观察比色管内的颜色，直到比色管内溶液的色度和血红蛋白计上标准比色板的颜色一致为止。

⑦ 读出管内液体面所在的刻度，即是每 100ml 血中所含的血红蛋白的质量（g/100ml）。读数应以溶液凹面最低处相一致的刻度为准。换算成每升血液中含血红蛋白质量（g/L）。

⑧ 实验完毕应将吸血管和比色管洗净，放回盒内。

【注意事项】

1. 比色管中血柱不能有气泡。

2. 血液要准确吸取 20μl，采血管内若有气泡或血液被吸入采血管的乳胶头中都应重新采血。

3. 血红蛋白计的比色管、微量采血管的洗涤方法为：先用清水将血迹洗去，然后再依次吸取蒸馏水（3 次）、95％酒精（2 次）、乙醚（1～2 次）洗涤，最后吹干吸管。

4. 使用血红蛋白仪测定时，吸样管应插入试管底部，避免吸入气泡，否则会影响测试结果。仪器连续使用时，每隔 4h 要观察一次零点，即吸入文齐氏液，用"调零旋钮"使仪

器恢复到零点。仪器用完后，关机前要用清洗液清洗，否则会影响零点的调整。

5. 盐酸浓度不可过稀。血液与盐酸作用时间不可过短，必须在 10min 以上方可稀释比色，否则血红蛋白不能充分转变成高铁血红蛋白。

6. 滴加蒸馏水宜少量多次，逐滴加入后混匀比色，以免稀释过度，得不到准确结果。比色应在自然光线下进行，避免在阴暗处或有色灯光下比色，并将比色管刻度转向两侧，以免影响比色效果。

【附】

HiCN 转化液（文齐氏液）：有标准商品出售。也可以如下方法配制：高铁氰化钾 $[K_3Fe(CN)_6]$ 200mg，氰化钾（KCN）50mg，无水磷酸二氢钾（KH_2PO_4）140mg，Triton X-100 1.0ml，蒸馏水加至 1000ml。过滤后为淡黄色透明液体，pH 7.0～7.4，置有色瓶中加盖，冷暗处保存。如发现试剂变绿、变浑浊则不能使用。

二、血型鉴定

【实验目的】

学习和掌握 ABO 血型鉴定的原理和方法，观察红细胞凝集现象。

【基本原理】

血型是指血细胞膜上存在的特异凝集原（抗原）类型。在 ABO 血型系统中，根据红细胞膜上所含凝集原（A、B 凝集原）的种类和有无，将血型分为 A（含 A 凝集原）、B（含 B 凝集原）、AB（含 A、B 凝集原）、O（不含凝集原）四型。在人类血浆中含有与上述凝集原相对应的天然凝集素（抗 A、抗 B 凝集素），见表 7-1。当凝集原与其相对应的凝集素相遇时将可能发生红细胞凝集反应，即红细胞彼此聚集在一起，成为肉眼可见的细胞团，继而红细胞破裂释放出血红蛋白。因此，将受试者的红细胞分别与抗 B 试剂（含抗 B 凝集素）、抗 A 试剂（含抗 A 凝集素）混合，观察有无凝集现象，即可判定红细胞膜上有无 A 或（和）B 凝集原，从而鉴定受试者的血型。

表 7-1 ABO 血型中的凝集原和凝集素的分布

血 型	红细胞膜上凝集原	血浆中凝集素	血 型	红细胞膜上凝集原	血浆中凝集素
O	无 A 和 B	抗 A 和抗 B	B	B	抗 A
A	A	抗 B	AB	A 和 B	无抗 A 和抗 B

【主要器材】

抗 A、抗 B 试剂，一次性采血针，双凹载玻片，蜡笔（记号笔），75%酒精，消毒棉球，生理盐水，尖头滴管，显微镜，牙签。

【方法与步骤】

1. 取 10ml 小试管 1 支，加入 1ml 生理盐水。

2. 制备红细胞悬液：同实验十二法从指尖或耳垂取血 1 滴，加入含 1ml 生理盐水的小试管内，混匀，即制成约 5%红细胞悬液。

3. 取洁净的双凹玻片一块，在玻片两端用蜡笔（记号笔）标明抗 A 端及抗 B 端，在抗 A 端凹陷内滴入 1 滴抗 A 试剂，在抗 B 端凹陷内滴入 1 滴抗 B 试剂。

4. 用长滴管吸取红细胞悬液，于双凹载玻片的两端凹陷内分别滴入 1 滴红细胞悬液，注意勿使滴管与抗 A 或抗 B 试剂相接触。

5. 摇动或用牙签两头分别搅动，使红细胞悬液与抗 A 或抗 B 试剂混合。静置 10min。

观察有无凝集现象。如无凝集现象，再分别用牙签搅匀，半小时后观察并谨慎判定血型。如有凝集反应可见到呈红色点状或小片状凝集块浮起。先用肉眼看有无凝集现象，肉眼不易分辨时，则在低倍显微镜下观察，如有凝集反应，可见红细胞团块。

6. 判断血型：根据被试者红细胞是否被抗 A、抗 B 试剂所凝集，判断其血型（图 7-5）。

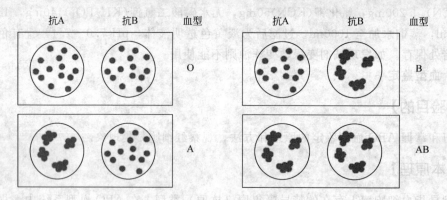

图 7-5　血型鉴定

【注意事项】

1. 使用一次性采血针时，一人一针，不能混用。使用过的物品（包括牙签）均应放入污物桶。

2. 载玻片抗 A 端与抗 B 端的抗 A、抗 B 试剂在任何时候都不能有所混合。

3. 肉眼看不清凝集现象时，应在显微镜下观察。

4. 制备红细胞悬液不宜太浓，否则易发生红细胞叠连；也不易过稀，否则不能形成肉眼观察的血块。

【探究启导】

在无抗 A、抗 B 试剂的情况下，如已知有人为 A 型和 B 型血，能否利用他们的血去检查未知血型？试设计实验鉴定某被检者的血型。有条件、时间情况下可实施之。

【问题讨论】

1. 影响血红蛋白含量的主要因素是什么？

2. 测定血红蛋白含量有何意义？

3. ABO 血型系统分型的依据是什么？各血型血液间的输血关系如何？除 ABO 血型外还有什么血型系统？

4. 红细胞凝集与红细胞叠连、血液凝固有何本质的区别？

5. 哪些因素可影响本实验的准确性？

实验十五　影响血液凝固的因素

【实验目的】

通过测定不同条件下的血液凝固时间，了解血液凝固的基本过程及加速或延缓血液凝固的因素，加深对生理止血过程的理解。

【基本原理】

血液凝固是血液由流体状态变为不能流动的胶冻状凝块的过程。血液凝固是由许多凝血因子参与的一系列顺序发生的酶促反应过程，其最终结果是血浆中的纤维蛋白原变成纤维蛋白。根据凝血过程是否有血液以外的凝血因子参与，可将血液凝固分为内源性凝血和外源性凝血两条途径。内源性凝血是指参与凝血过程的全部凝血因子都存在于血浆中，由Ⅻ因子与带负电荷的异物表面接触后启动；外源性凝血是指始动凝血的组织因子（Ⅲ）来自组织，凝血时间较前者短。二者主要区别在于凝血酶原激活物形成的过程不同。

【主要器材】

兔手术台，常规手术器械，恒温水箱，动脉夹，动脉插管（或细塑料导管），注射器，小试管8支，小烧杯2个，1ml吸管6支，吸球，试管架，小试管刷1个，秒表，液体石蜡，冰块若干，棉花，25%氨基甲酸乙酯溶液，肝素（8U/ml），2%草酸钾溶液，0.025mol/L $CaCl_2$ 溶液（取2.8g $CaCl_2$ 溶于1000ml蒸馏水内，然后过滤），生理盐水，肺组织浸液（取兔肺剪碎，洗净血液，浸泡于3～4倍量的生理盐水中4℃左右过夜，过滤收集的滤液，即成肺组织浸液），家兔。

【方法与步骤】

1. 准备好下列试管，分别作如下处理：

试管1　不作任何处理（对照管）。

试管2　用液体石蜡润滑整个试管内表面。

试管3　放少许棉花。

试管4　置于有冰块的小烧杯中。

试管5　加肝素8U。

试管6　加草酸钾1～2ml。

试管7　加肺组织浸液0.1ml。

试管8　不作任何处理。

2. 颈总动脉采血：按5ml/kg的量静脉注射氨基甲酸乙酯溶液将兔麻醉，并仰卧固定于兔手术台上。正中切开颈部，分离一侧颈总动脉，远心端用线结扎阻断血流，近心端夹上动脉夹。在动脉夹的远心端将动脉斜向剪一小切口，插入动脉插管（或细塑料导管），结扎固定导管以备取血。

3. 放开动脉夹，每管加入血液2ml。将多余的血盛于小烧杯中，并不断用竹签搅动直至纤维蛋白形成，取出纤维蛋白，将该血液取2ml加入试管8中。5、6、7号试管加入血液后，用拇指盖住试管口将试管颠倒两次，使血液与药物混合。

4. 记录凝血时间：每个试管加血 2ml 后，即刻开始计时，每隔 15s 倾斜一次（持试管架将 8 个试管一起倾斜），观察血液是否凝固（图 7-6），至血液成为凝胶状不再流动为止，记录所经历的时间。

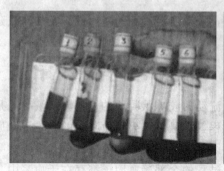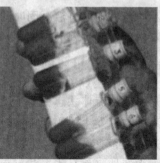

图 7-6　血凝时间比较

5. 如果加肝素和草酸钾的试管不出现血凝，可再向两管内分别加入 0.025mol/L 的 $CaCl_2$ 溶液 2～3 滴，观察血液是否发生凝固。

【注意事项】

1. 采血的过程要尽量快，以减少计时的误差。如时差过大，必须记录并除去时差。

2. 判断凝血的标准要力求一致。一般以倾斜试管达 45°时，试管内血液不见流动为准。

3. 每支试管口径大小及采血量要相对一致，不可相差太大。

4. 勿过多震动或过频地倾斜试管，否则会延长凝血时间。

【探究启导】

参考本实验设计并实施探究某一因素对在体血液凝固的影响？

【问题讨论】

1. 根据上述实验结果说明在实践中如何促凝或抗凝。

2. 正常生理状况下，为什么体内不易产生血凝块？

3. 比较血液凝固的内源性途径与外源性途径的区别。

第八章　循环系统与免疫系统

实验十六　循环系统器官与免疫系统器官的形态结构观察

【实验目的】

1. 熟悉心脏的位置、外形，心脏传导系的组成、位置，掌握心脏解剖结构；了解心包的构成。
2. 熟悉全身主要动脉、静脉的走行位置。
3. 熟悉大动脉、中动脉、中静脉的显微结构，理解其结构与机能的适应。
4. 了解淋巴结、脾、胸腺的显微结构。

【主要器材】

完整尸体解剖浸制标本，上半身解剖标本，小儿尸体解剖浸制标本，离体心脏解剖浸制标本，心脏解剖模型，新鲜猪心，人体全身各部主要动、静脉解剖标本或模型，大动脉切片（HE 染色），中动脉切片（HE 染色），中静脉切片（HE 染色），淋巴管系统模型，淋巴结纵切片（HE 染色），胸腺切片（HE 染色），脾切片（HE 染色）。人体上半身解剖模型，门静脉模型，心脏传导系模型。

以上相应结构教学课件（幻灯片）和教学图片。显微镜，解剖镊，解剖盘等。

【实验内容】

一、心脏、心包与心的血管

观察材料：完整尸体解剖标本，离体心脏解剖标本，新鲜猪心，心脏解剖模型，心脏传导系模型。

1. 心脏的位置

在完整尸体解剖标本上可见心脏外被心包，位于纵隔内。2/3 位于正中线左侧，1/3 位于正中线右侧，心尖朝向左前下方，长轴与身体正中线约成 45°角。心脏前方对应胸骨体和 2～6 肋软骨，后方平第 5～8 胸椎，邻近支气管、食管、迷走神经和胸主动脉等，上连出入心的大血管，下邻膈。

2. 心脏外形

由离体心脏标本或模型可见心脏外形近似倒置的圆锥体形，比自身握紧的拳头略大。可分为朝向右后上方的心底，朝向左前下方的心尖，以及对向胸骨的胸肋面和对向膈肌的膈面。近心底处有一环形的沟，为冠状沟，是心房和心室外面的分界。沟内有脂肪组织及供养心壁的血管。

心底大部分由左心房,小部分由右心房构成。左心房左、右侧各有两条肺静脉注入,右心房的上部和下部分别有上、下腔静脉的开口。

心尖圆钝,由左心室构成,朝向左前下方,平对左侧第 5 肋间隙锁骨中线内侧 1~2cm 处。由于心尖邻近胸壁,因此在胸前壁左侧第 5 肋间隙常可看到或摸到心尖的搏动。

胸肋面朝左前上方,此面有一浅沟,自冠状沟向下达心尖右侧,为前室间沟;膈面下有一浅沟自冠状沟延至心尖右侧,为后室间沟;前后室间沟内有脂肪组织和冠状动脉的分支。

3. 心脏的内部结构

用解剖刀沿肺静脉、左心房到左心室将新鲜猪心切开,再沿肺动脉到右心室切开(避免切坏主动脉瓣和右房室瓣),可见同侧心房和心室之间借房室口相通;左、右心房借房间隔隔开;左、右心室借室间隔隔开。

(1)右心房 心腔中最右侧的部分,壁薄腔大,共有三个入口,即上腔静脉口、下腔静脉口和冠状窦口。冠状窦口位于下腔静脉口与右房室口之间。右心房有向左前方突出的部分,为右心耳。在房间隔的下部,有一卵圆形浅窝,为卵圆窝。此处心房壁最薄,为胎儿时期的卵圆孔于生后(1 岁左右)闭合的遗迹。右心房的出口为右房室口。

(2)右心室 在右心房的左前下方,壁薄。入口即右房室口,在口的周缘附有三片呈三角形的瓣膜,为三尖瓣。瓣的边缘有许多腱索向下连到室壁的乳头肌。当心室收缩时,由于血流的推动,使三尖瓣互相对合,封闭房室口,防止血液逆流入心房。右心室腔向左上方伸延的部分,形似倒置的漏斗,为动脉圆锥。动脉圆锥的上端为右心室的出口,即肺动脉口。在口的周缘附有三片呈半月形的瓣膜,为肺动脉瓣。当心室舒张时,瓣膜关闭,防止血液逆流入右心室。

(3)左心房 位于右心房的左后方。其后壁两侧有四个入口,即左、右肺静脉口各两个。在左心房的前下部有一个出口,为左房室口,通向左心室。左心室向右前方突出的部分为左心耳。

(4)左心室 位于右心室的左后下方。左心室的入口即左房室口,口的周缘附有两片瓣膜,即二尖瓣,功能同三尖瓣。二尖瓣的边缘也有许多腱索连到室壁上的乳头肌。左心室的出口为主动脉口,口的周缘附有三片呈半月形的瓣膜,即主动脉瓣,功能同肺动脉瓣。

(5)心壁 心壁由心内膜、心肌层和心外膜构成。心内膜是一层光滑的膜,与动、静脉内膜相延续。心肌层主要由各种方向排列的心肌纤维构成,心房肌层较薄,心室肌层较厚,左心室肌层最发达。心外膜由结缔组织构成,其外表面被间皮覆盖,为浆膜性心包的一部分。

4. 心包

从完整尸体解剖标本可见心包为包裹心和出入大血管根部的锥形囊。分纤维性心包与浆膜性心包;纤维性心包是构成锥形囊的主要结构成分;浆膜性心包又分为脏、壁两层,壁层贴于纤维性心包的内表面,脏层即心壁外膜,两层在大血管根部相移行,围成密闭的潜在的间隙,即心包腔。

5. 心脏的血管

左、右冠状动脉是升主动脉起始处的一对分支。左冠状动脉沿冠状沟向左前方行 3~5mm 后,立即分为前室间支和旋支。前室间支沿前室间沟下行,绕过心尖切迹至心的膈面与右冠状动脉的后室间支相吻合;旋支沿冠状沟左后行。左冠状动脉分支分布于左半心的大部分和右半心的小部分。右冠状动脉沿右冠状沟行走至后室间沟起始处，分为沿后室间沟下行的后室间支和左行较细的左室后支，右冠状动脉分支分布于右半心的大部分和左半心的小部分。

6. 心脏的传导系统

从心脏传导系模型可见心脏的传导系统包括窦房结、房室结、房室束及其分支等。

（1）窦房结呈长椭圆形，位于上腔静脉口附近右心房壁的心外膜深面。

（2）房室结位于房间隔下部右侧心内膜下，冠状窦口的前上方，呈扁椭圆形，较窦房结小，结的前下端续为房室束。

有人认为窦房结与房室结之间存在特殊的结间通路，即结间束。结间束有三条：即前结间束、中结间束和后结间束。

（3）房室束又称 his 束，起自房室结，沿室间隔膜部下行，于室间隔肌部上缘处分为左、右束支，分别沿室间隔左、右侧心内膜下向下走行。其末支为浦肯野氏纤维（模型上不能看到）。

二、全身血管的分布及组织结构

（一）全身主要动脉和静脉的分支和分布

1. 肺循环的动脉和静脉

观察材料：人上半身解剖标本或模型。

（1）肺动脉干　起自右心室，在升主动脉前向左后上方斜行，至主动脉弓下方分为左、右肺动脉。分叉处稍左侧有一纤维性的动脉韧带，连于主动脉弓下缘。左肺动脉较短，在左主支气管前方横行，分两支进入左肺上、下叶。右肺动脉较长而粗，经升主动脉和上腔静脉后方右行，至右肺门处分为三支进入右肺上、中、下叶。

（2）肺静脉每侧各两条，分别为左上、左下肺静脉和右上、右下肺静脉。肺静脉起自肺门，向内穿过纤维心包，注入左心房后部。肺静脉无瓣膜。

2. 体循环的动脉和静脉

观察材料：人体各部动脉、静脉走行的解剖标本，全身动脉、静脉分布模型。

（1）动脉　主动脉是体循环的动脉主干，分升主动脉、主动脉弓、降主动脉（分胸部与腹部）。

①升主动脉及其主要分支：升主动脉起自左心室，先向右上行达右侧第 2 胸肋关节后方，再弯向左后方移行为主动脉弓。升主动脉起始处有一对冠状动脉发出。

②主动脉弓及其主要分支：主动脉弓行向左后方，达第 4 胸椎体下缘处弯曲向下移行为主动脉胸部。主动脉弓凸侧发出三大分支，由右向左依次是头臂干、左颈总动脉、左锁骨下动脉。头臂干很短，在右胸锁关节后方分为右颈总动脉和右锁骨下动脉。

主动脉弓壁外膜下有丰富的游离神经末梢，为压力感受器。主动脉弓下靠近动脉韧带处有 2～3 个粟粒样小体，为主动脉小体，是血液化学感受器。

a. 颈总动脉：头颈部的主要动脉干。沿胸锁乳突肌深面上行至甲状软骨上缘，分为颈内动脉（入颅分布于脑和眼）和颈外动脉（分布于甲状腺、喉、舌、牙、面、枕等部）。在颈内、外动脉分叉处有颈动脉窦（颈总动脉末端和颈内动脉起始部的膨大部分，压力感受器，类似于主动脉弓压力感受器）和颈动脉体（圆形小体，借结缔组织连于颈动脉分叉的后方，为化学感受器，类似于主动脉体化学感受器）。

b. 锁骨下动脉：从胸锁关节后方斜向外行至颈根部，至第 1 肋外缘延续为腋动脉。腋动脉行于腋窝深部，出腋窝延续为肱动脉。肱动脉沿肱二头肌内侧下行至肘窝，平桡骨颈处分为桡动脉和尺动脉。桡动脉与桡骨平行下行，经手背至手掌，其终支与尺动脉掌深支吻合成掌深弓。尺动脉斜向尺侧下行，其终支与桡动脉掌浅支吻合成掌浅弓。

③ 主动脉胸部及其主要分支：主动脉胸部沿脊柱左侧下行逐渐转至主动脉前方，达第12胸椎高度穿过膈肌的主动脉裂孔，移行为主动脉腹部。主动脉胸部发出壁支和脏支，分别分布于胸壁与胸腔内脏器（心包、食管、支气管等）。

④ 主动脉腹部：主动脉腹部沿脊柱左前方下降，至第4腰椎体下缘处分为左、右髂总动脉。腹主动脉的分支亦分壁支和脏支。壁支主要有腰动脉、膈下动脉、骶正中动脉等，分布于腹后壁、脊髓、膈下面和盆腔后壁等处。脏支分成对脏支和不成对脏支，成对脏支有肾上腺中动脉、肾动脉、睾丸动脉（男性）或卵巢动脉（女性），分布于腹腔成对脏器（包括卵巢与睾丸）；不成对脏支有腹腔干、肠系膜上动脉和肠系膜下动脉，分布于腹腔不成对脏器。

⑤ 髂总动脉及其主要分支：左、右髂总动脉各沿腰大肌内侧向外下行至骶髂关节前方，分为髂内动脉和髂外动脉。

a. 髂内动脉：沿盆腔侧壁下行，发出壁支和脏支。壁支分布于盆壁、会阴、外生殖器、髋肌、大腿内侧肌等，脏支分布于子宫、膀胱、直肠下部等。

b. 髂外动脉：沿腰大肌内侧缘下降，经腹股沟韧带中点深面至股前部移行为股动脉。股动脉从大腿内侧入腘窝，移行为腘动脉。腘动脉在腘窝深部下行，至腘窝下缘分为胫前动脉和胫后动脉。胫前动脉在小腿前群肌之间下行，至踝关节前方移行为足背动脉。胫后动脉沿小腿后面浅、深屈肌之间下行，经内踝后方转至足底。胫后动脉主要分支有腓动脉，后者沿腓骨内侧下行。股动脉及其分支主要营养下肢皮肤、肌肉与骨。

（2）静脉　体循环的静脉包括上腔静脉系、下腔静脉系和心静脉系。

① 上腔静脉系：由上腔静脉及其属支组成，收集头颈部、上肢和胸部（心和肺除外）等上半身的静脉血。上腔静脉的属支有无名静脉（头臂静脉）和奇静脉。无名静脉左右各一，分别由同侧的锁骨下静脉和颈内静脉在同侧的胸锁关节后方汇合而成，汇合处所形成的夹角称为静脉角，是淋巴导管的注入部位。锁骨下静脉集来自上肢和头面部静脉血。上肢的深静脉与动脉同名伴行，且多为两条。

a. 颈内静脉：收集颅骨、脑膜、脑、视器、前庭蜗器以及面部等处的静脉血。锁骨下静脉收集来自上肢的腋静脉和颈外静脉的血液。

b. 上肢的浅静脉：主要包括头静脉、贵要静脉、肘正中静脉。贵要静脉起自手背静脉网尺侧，沿前臂、上臂尺侧上行注入肱静脉。头静脉起自手背静脉网，沿前臂、上臂桡侧上升，注入腋静脉或锁骨下静脉。肘正中静脉是肘窝处贵要静脉与桡静脉间的吻合支。

c. 奇静脉与半奇静脉：分别起自右、左腰升静脉，收纳肋间静脉、食管静脉、支气管静脉的血液。

② 下腔静脉系：由下腔静脉及其属支组成，收集下半身的静脉血。下腔静脉由左、右髂总静脉在第4～5腰椎体右前方汇合而成，沿腹主动脉右侧和脊柱右前方上行，经肝的腔静脉沟，穿膈的腔静脉裂孔进入胸腔，再穿纤维心包注入右心房。

下腔静脉的属支分壁支与脏支，壁支、成对脏支与同名动脉伴行，不成对脏支主要为肝门静脉。

a. 肝门静脉系：由肝门静脉及其属支组成，收集腹盆部消化道、脾、胰和胆囊的静脉血。肝门静脉由肠系膜上静脉和脾静脉在胰颈后面汇合而成，经胰颈和下腔静脉之间上行进入肝十二指肠韧带，随后者上行至肝门，分为两支，分别进入肝左、右叶。

b. 下肢浅静脉：主要有小隐静脉和大隐静脉。小隐静脉在足外侧缘起自足背静脉网，经外踝后方沿小腿后面上行，至腘窝注入腘静脉。大隐静脉在足内侧缘起自足背静脉网，经内踝前方至小腿，沿小腿内面、膝关节内后方、大腿内侧上升至耻骨结节外下方注入股静脉。

（二）血管壁的组织结构

观察标本：大动脉切片（HE 染色），中动脉切片（HE 染色），中静脉切片（HE 染色）。

动脉与静脉管壁均分为内膜、中膜和外膜三层。内膜由内皮和内皮下结缔组织构成，中膜由平滑肌和结缔组织构成，外膜主要结缔组织构成。动脉管壁结缔组织常有弹性纤维膜。

（1）大动脉管壁的显微结构　内膜最薄，由内皮、内皮下层、内弹性膜组成。中膜最厚，由几十层染色深红的弹性膜和少量的胶原纤维、弹性纤维及平滑肌纤维组成。外膜较薄。

（2）中动脉　内膜由内向外分为内皮、内皮下层和内弹性膜三层。中膜较厚，内含丰富的平滑肌纤维，其中夹杂有弹性纤维和胶原纤维。外膜厚度约与中膜相近，两膜交界处常见多层不完整的外弹性膜。

（3）中静脉　管壁薄，管腔大而不规则，内弹性膜不明显，中膜较薄，平滑肌较少。

三、淋巴导管

观察材料：淋巴管系模型。

1. 胸导管

起于乳糜池。乳糜池为一膨大的囊状结构，位于第 12 胸椎到第 2 腰椎之间的前面，由肠干及左、右腰干汇合而成。胸导管向上经膈的主动裂孔入胸腔，沿脊柱右前方经胸廓上口达颈根部，然后注入左锁骨下静脉与左颈内静脉汇合处的左静脉角，注入静脉前收纳左颈干、左锁骨下干、左支气管纵隔干。

2. 右淋巴导管

很短（1～2cm），由右颈干、右锁骨下干和右支气管纵隔干汇合而成，注入右静脉角。

四、免疫器官

（一）淋巴结

1. 淋巴结的位置、形态

观察材料：淋巴结分布模型。

人体淋巴结约有 600～700 个。淋巴结为椭圆形小体，质软，其一侧隆凸，连接数条输入淋巴管；另一侧凹陷，为淋巴结门，有 1～2 条输出淋巴管由此穿出。往往数个淋巴结连在一起形成淋巴结群。这里结合模型观察以下几个主要的淋巴结群：下颌下淋巴结群（位于颌骨下方）、锁骨上淋巴结群（位于锁骨上凹内）、腋淋巴结群（位于腋窝深部）、腹股沟淋巴结群（位于腹股沟部）。

2. 淋巴结的组织结构

观察标本：淋巴结切片（HE 染色）

肉眼观察：可见淋巴结呈卵圆形，若切到中部可见凹陷的淋巴结门。浅层是紫红色的皮质，深部是淡而疏松的髓质。

低倍镜与高倍镜观察：可见淋巴结表面是致密结缔组织形成的被膜，它深入实质形成小梁。实质内网状组织形成内部支架。

（1）皮质　位于被膜下方，由淋巴小结、副皮质区及皮质淋巴窦构成。

淋巴小结：位于皮质的浅层，由密集的小淋巴细胞（B淋巴细胞）组成，小结中央染色较浅，为生发中心，含有大、中型淋巴细胞和网状细胞。

副皮质区：位于淋巴小结之间及皮质和髓质交界处，为弥散淋巴组织，此处的淋巴细胞主要为T淋巴细胞。

皮质淋巴窦：是淋巴小结与被膜或小梁之间的网状空隙，内含网状细胞、淋巴细胞和巨噬细胞。

（2）髓质　位于淋巴结的中央，由髓索、髓索之间的髓窦组成。髓索是淋巴组织的索状结构，由淋巴小结向髓质延伸而成，彼此相连成网。髓窦与皮质淋巴窦相通连，结构与皮质淋巴窦相似。

（二）脾

1. 脾的位置和形态

观察材料：上半身解剖标本或模型。

脾位于左季肋区，形似蚕豆，为左肋弓所遮覆，与第9～11肋相对。重150～250g。脾分上、下两端，前、后两缘和膈、脏两面。膈面向外上方凸隆，与膈相贴；脏面向内下方凹陷，近中央处明显凹入，为脾门，有脾血管、淋巴管和神经出入。脾下方邻胰尾和横结肠左曲，右前方与胃底部相邻，后下方贴邻左肾和左肾上腺。脾前缘有1～3个切迹。

2. 脾的显微结构

观察标本：脾组织切片（HE染色）。

肉眼观察：切片上有许多散在的蓝色小点为白髓，其他染成红色的区域则为红髓。

低倍镜与高倍镜观察：在脾的表面有一层较厚的致密结缔组织被膜，被膜表面有一层间皮覆盖。被膜深入实质成为脾小梁，被膜和小梁内除含有胶原纤维和弹性纤维外，还有平滑肌纤维。脾的实质可分为白髓、红髓和边缘区三部分。

白髓呈圆形或卵圆形，分布于实质中，主要由密集的小淋巴细胞组成，染成紫蓝色。白髓分脾小体和动脉周围淋巴鞘。脾小体即淋巴小结，内有1～2条中央动脉。动脉周围淋巴鞘为围绕在中央动脉周围的弥散淋巴组织，主要由T细胞组成。

红髓分布于小梁周围及白髓之间，由脾索与脾血窦组成。脾索由富含血细胞的索状淋巴组织构成。脾血窦管壁由一层长杆状的内皮细胞平行排列而成，细胞间常有较宽的间隙。内皮外有环行围绕的网状纤维，使血窦壁呈栅栏状结构。

边缘区位于白髓与红髓交界处，该区的淋巴细胞较白髓稀疏，较红髓密集，可见较多的巨噬细胞及一些血细胞。

（三）胸腺

1. 胸腺的位置和形态

观察材料：小儿尸体解剖标本。

胸腺位于胸骨后方，分左、右两叶，呈长扁条状。胸腺上端达胸廓上口，下端至心包上部。

2. 胸腺的显微结构

观察标本：胸腺切片（HE染色）

肉眼观察：胸腺表面包有薄层红色的结缔组织被膜，被膜向胸腺实质内深入，形成胸腺隔，把实质分隔成许多小叶。小叶周边为皮质，着色较深；深部为髓质，着色较浅。

低倍镜与高倍镜观察：皮质主要由密集的小淋巴细胞（胸腺细胞）和上皮性网状细胞构成。髓质含有较多的上皮性网状细胞，淋巴细胞相对稀少。髓质内常含有圆形或卵圆形、大小不等、染成红色的胸腺小体，由上皮网状细胞以同心圆方式排列组成，中心为角质化或透明变性的破碎细胞，其中还常有巨噬细胞。

【问题讨论】

1. 血液在心脏的流动方向如何？为什么只沿着一个方向流动而不反流？
2. 试述阑尾炎患者从手背静脉网桡侧注入抗菌药物，经何种途径到达阑尾？
3. 在显微镜下如何区分大动脉、中动脉和中静脉？
4. 肝门静脉的主要属支有哪些？
5. 试述胸导管的起始、走行、注入静脉的部位及收纳淋巴的范围。
6. 思考静脉瓣和动脉瓣结构对血流方向的作用。

实验十七　蟾蜍心脏收缩过程与期前收缩、代偿间歇

【实验目的】

1. 学习暴露蛙类心脏的方法与在体蛙心活动记录方法。
2. 观察蟾蜍心脏起搏点、心脏各部分活动顺序及心脏不同部位自律性的高低。
3. 通过对期前收缩与代偿间歇的实验观察，了解心肌兴奋性的变化特点，验证心肌有效不应期特别长的特征。

【基本原理】

心脏活动具有自律性，但各部分的自律性高低不同，窦房结的自律性最高。窦房结为心脏的正常起搏点，窦房结每次兴奋依次激动心房、心室，引起心脏各部分的顺序活动。其他部位的自律细胞称为潜在起搏点，当窦房结的兴奋传导受阻时，潜在起搏点可取代窦房结引发心房或心室活动。两栖类动物的心脏起搏点为静脉窦。

心肌每发生一次兴奋，其兴奋性会发生一系列的周期性变化。心肌兴奋后兴奋性变化的特点是其有效不应期特别长，约相当于机械收缩的整个收缩期和舒张早期。在此期中，任何刺激均不能使之产生动作电位；在有效不应期之后，下一次窦房结的兴奋到达之前，受到一次"额外"的刺激，或窦房结以外传来"异常"兴奋，就可引起一次提前出现的收缩，称为期前收缩（早搏）。期前收缩也有自己的有效不应期，如果正常窦房结的节律性兴奋正好落在心室期前收缩的有效不应期内，便不能引起心室的兴奋和收缩，出现一次兴奋"脱失"，需待下一次正常节律性兴奋到达时，才能恢复正常的节律性收缩。因此，在期前收缩之后就会出现一个较长的心室舒张期，称为代偿间歇。

【主要器材】

蟾蜍（或蛙），手术器械一套，粗剪刀，蛙板，蛙心夹，毁髓针，培养皿，滴管，细线，万能支架，双凹夹，张力换能器，"生物医学信号采集处理系统"，任氏液，刺激电极，蛙

腿夹。

【方法与步骤】

1. 暴露心脏：用毁髓针破坏蟾蜍脑和脊髓，把蟾蜍仰卧固定于蛙板上。用镊子提起剑突处皮肤，用剪刀剪一小口，由切口处向上呈"V"形剪开胸壁表面皮肤，并将皮肤掀向头端。提起剑突下方的腹肌，并将腹肌剪一口，再提起剑突，用粗剪刀伸入胸腔内，紧贴胸壁（避免损伤心脏和血管）沿皮肤切口方向剪开胸壁，剪断左、右锁骨与乌喙骨之间的关节，使创口呈一倒三角形（图 8-1）。用眼科镊子提起心包膜，并用眼科剪仔细剪开心包，暴露心脏。

2. 识别蛙心结构：如图 8-2 所示，从心脏的腹面可看到心房、心室及房室沟。心室右上方动脉根部有一膨大，称动脉圆锥。动脉圆锥向上发出左、右主动脉弓。用蛙心夹夹住心尖部少许肌肉轻轻提起，可见心脏背面从上至下依次有静脉窦、心房和心室，静脉窦与前、后腔静脉及左、右肝静脉相连，心房与静脉窦之间有一条白色半月形的界线，为窦房沟，心房与心室之间有房室沟。用眼科镊子在主动脉干北面穿线备用。

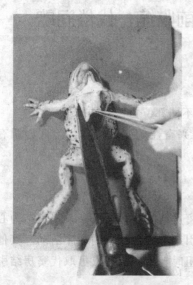

图 8-1 蟾蜍心脏暴露术

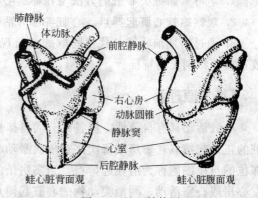

肺静脉
体动脉
前腔静脉
右心房
动脉圆锥
静脉窦
心室
后腔静脉
蛙心脏背面观   蛙心脏腹面观

图 8-2 蛙心结构图

3. 开启与调试"生物医学信号采集处理系统"：打开电脑进入"生物医学信号采集处理系统"，下以 BL-420/820 为例设置仪器参数：点击"实验项目"菜单，选择"期前收缩-代偿间歇"项目，系统即可进入实验信号记录状态。此时仪器参数为：时间常数 DC，滤波 20Hz，扫描速度 1.25s/div，采样频率 200Hz，增益 10mV，刺激方式为单刺激，波宽为 1ms，强度为 5V，延时 0.05ms。如果使用的"生物医学信号采集处理系统"内没有设置相应的参数，可按以上参数设置。

4. 安装记录装置，观察心脏收缩顺序，记录收缩曲线：如图 8-3（彩图见封三）所示将蛙心夹的连线连于张力换能器上，将张力换能器固定于万能支架上，使蛙心夹的连线保持适当的紧张度（不易过紧），将换能器输出导线插入"生物医学信号采集处理系统"的第一通道插孔内。将刺激电极固定于万能支架上，刺激电极的导线插入"生物医学信号采集处理系统"的刺激输出插孔内。

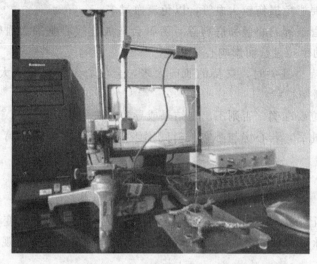

图 8-3　蛙心收缩记录装置

5. 记录心脏收缩曲线，仔细观察静脉窦、心房及心室收缩顺序和相互关系，观察静脉窦、心房、心室的收缩时相与曲线波峰的对应关系。

6. 将刺激电极紧贴心室壁，分别在心缩期的早、中、晚期各给予心室一次刺激，同时记录收缩曲线，观察能否引起期前收缩。若刺激产生了期前收缩，观察是否出现代偿间歇。

用同等强度的刺激，分别在心舒期的中、晚期各给予心室一次刺激，观察记录心跳曲线的影响（图 8-4）。

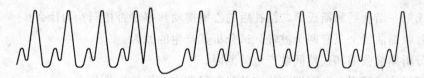

图 8-4　期前收缩与代偿间歇

7. 斯氏第一结扎：将预先穿入的线沿窦房沟进行结扎，阻断静脉窦和心房之间的兴奋传导。结扎后可见心房、心室立即停止跳动，而静脉窦仍继续搏动。记录心脏收缩曲线。

8. 待心房、心室恢复跳动后，记录心脏收缩曲线。

9. 在心房、心室的交界处（房室沟）做斯氏第二结扎，此时心房仍以原节律搏动，心室则停止跳动。再过一段时间后，心室慢慢恢复搏动，记录心脏收缩曲线。

10. 分析以上记录曲线，将各数据填入表 8-1。

表 8-1　心脏各部分活动频率的观察

实验条件	静脉窦活动频率/(次/min)	心房活动频率/(次/min)	心室活动频率/(次/min)
结扎前状态			
斯氏第一结扎			
斯氏第二结扎			

【注意事项】

1. 毁髓要彻底，以免肢体活动影响记录。

2. 手术过程中要避免损伤较大血管，以免流血过多。

3. 不易将大血管根部的心包彻底剪除，否则会造成连接心脏的大血管根部抗牵拉性降低，在记录时因被动牵拉过长而影响心脏功能。

4. 用蛙心夹夹持心脏尖时，夹持的肌肉太多，会使心室损伤范围太大而影响收缩力，太少则容易滑脱或撕伤心室。

5. 斯氏结扎部位要准确，否则不出现结果或导致心脏停跳。

6. 斯氏第一结扎后，若心房与心室长时间不恢复跳动，实施斯氏第二结扎则可能使心室恢复跳动。

【探究启导】

1. 能否在观察记录蟾蜍心搏过程中，给心脏加温或降温引起心跳变化？设计并实施用 37℃任氏液加温静脉窦和心室，或用 4℃冷任氏液冷却静脉窦和心室，观察和记录心脏跳动活动的变化。

2. 能否设计一简单实验证明哺乳动物的心脏起搏点位置？

3. 在暴露的心脏上滴加某些药物或矿物质，或者向心室内注入某些药物或矿物质，则可直接观察到这些物质对心脏的影响，你能否设计一实验并实施之。

4. 家兔两胸膜腔是不通的，可在胸骨正中开胸暴露心脏，能否利用家兔设计实验做心脏的期前收缩与代偿间歇。

【问题讨论】

1. 斯氏第一结扎后和斯氏第二结扎后的心室搏动频率是否相同？为什么？

2. 有时收缩曲线上只有两个波峰，试分析其产生的原因。

3. 试分析期前收缩和代偿间歇产生的原因。

4. 心率过快或过慢时，对期前收缩及代偿间歇有何影响？为什么？

实验十八　蟾蜍离体心脏灌流

【实验目的】

1. 学习离体蛙心灌流方法。

2. 观察某些因素对心脏活动的影响。

【基本原理】

细胞的正常生理活动有赖于其所处环境的稳定。心脏正常功能的维持同样需要一个适宜的理化环境，如组织液中 K^+、Ca^{2+} 的浓度，适宜的酸碱度和温度。在体心脏还受到交感神经和副交感神经的双重支配，交感神经兴奋时，其末梢释放去甲肾上腺素（NE），作用于心肌细胞相应受体，可使心率增快、传导加速、心肌收缩力增强；迷走神经兴奋时，其末梢释放乙酰胆碱（Ach），可使心率减慢、传导减慢、心肌收缩力减弱。蟾蜍心脏离体后，用理化性质近似于蟾蜍血浆的任氏液灌流心脏，在一定时间内，可保持其节律性收缩和舒张。在灌注液中加入神经递质或其阻断剂，或改变某些离子浓度，心脏跳动的频率和幅度将会随之发生改变。

【主要器材】

蟾蜍（或蛙），生物医学信号采集处理系统，张力换能器，毁髓针，手术器械一套，蛙板，斯氏蛙心插管，蛙心夹，滴管，小烧杯，长吸管，万能支架，棉线，任氏液，0.65% NaCl 溶液，2% CaCl$_2$ 溶液，1% KCl 溶液，3%乳酸溶液，2.5% NaHCO$_3$ 溶液，1：10000 肾上腺素溶液，1：100000 乙酰胆碱溶液，0.1%阿托品溶液。

【方法与步骤】

1. 离体蛙心的制备

（1）取蟾蜍（或蛙）一只，破坏脑和脊髓，将其仰卧固定于蛙板上，同实验十七方法暴露心脏。

（2）用眼科剪小心剪开大血管周围的系膜及心包膜，从左主动脉的背侧穿一线并结扎，再在左右主动脉背侧穿一线并打一活结备用。左手提起左主动脉上的结扎线固定主动脉，右手用眼科剪刀在动脉圆锥头端朝向心方向剪一小斜口，将盛有少量任氏液的蛙心插管自斜口插入动脉圆锥，当插至动脉圆锥基部时略向后退，在心室收缩时，朝心室后壁方向下插，经主动脉瓣插入心室腔内（不可插入过深，以免心室壁堵住插管下口）（图8-5）。若成功插入心室，管内液面会随着心室跳动而上下移动。用滴管吸去插管中的血液，更换新鲜任氏液，以免产生血凝块堵塞插管口。用左、右主动脉近心端的备用线结扎，将动脉圆锥固定在插管上，并将结扎线固定于插管侧面的小玻璃钩上。在结扎线的头侧剪断左、右主动脉。轻轻提起插管和心脏，从心脏背侧穿一线将肺静脉、腔静脉一并结扎（切忌损伤静脉窦），于结扎线的头侧剪去所有相连的组织，将心室、心房连同静脉窦摘出。用滴管吸净插管内血液，加入新鲜任氏液，反复数次，直至液体完全澄清。保持灌流液的液面高度恒定（1～2cm）。蛙心插管固定于万能支架上。

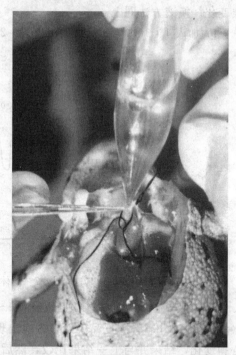

图8-5 蛙心插管术

2. 开启与调试"生物医学信号采集处理系统"：打开电脑进入"生物医学信号采集处理系统"，下以 BL-420/820 为例设置仪器参数：点击"实验项目"菜单，选择"蛙心灌流"项目，系统即可进入实验信号记录状态。此时仪器参数为：时间常数 DC，滤波 20Hz，扫描速度 2.0s/div，增益 10mV，采样率 50Hz。如果使用的"生物医学信号采集处理系统"内没有设置相应的参数，可按以上参数设置。

3. 连接实验装置：如图8-6所示（彩图见封三），用蛙心夹于心舒期小心夹住心尖约1～2mm，蛙心夹上的线连于张力换能器的悬梁臂上，将线力换能器固定于万能支架上，使

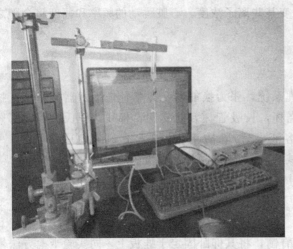

图 8-6 离体蛙心灌流记录装置

蛙心夹的连线保持适当的紧张度（切勿过度牵拉心脏），张力换能器的输出导线插入"生物医学信号采集处理系统"的第一通道插孔内，即可记录蛙心跳动曲线。

4. 描记正常离体蛙心搏动曲线。

5. 吸出插管内全部灌流液，换入等量的 0.65% NaCl 溶液，观察并记录心搏曲线的变化。出现明显反应时立即用吸管吸出灌流液，更换任氏液并冲洗 2~3 次，使心搏曲线恢复正常（以下各项出现明显反应后均如此更换新鲜任氏液）。

6. 加入 2% $CaCl_2$ 溶液 1~2 滴，观察心搏曲线的变化。换液方法同上。

7. 加入 1% KCl 溶液 1~2 滴，观察心搏曲线的变化。换液方法同上。

8. 加入 3% 乳酸 1~2 滴，效应出现后立即滴入 2.5% $NaHCO_3$ 数滴，观察记录心搏曲线变化。换液方法同上。

9. 加入 1∶10000 肾上腺素溶液 1~2 滴，观察记录心搏曲线（图 8-7）。换液方法同上。

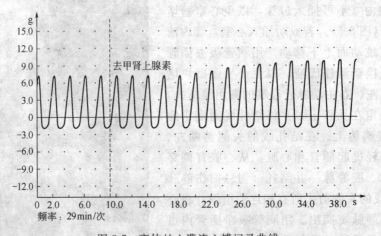

频率：29min/次

图 8-7 离体蛙心灌流心搏记录曲线

10. 加入 1∶100000 乙酰胆碱溶液 1~2 滴，观察记录心搏变化。换液方法同上。

11. 滴入 0.1% 阿托品 1 滴，效应出现后立即滴入 1∶100000 乙酰胆碱 1 滴，观察记录心搏变化，结果并与上一结果比较，然后用任氏液换洗，方法同上。

【注意事项】

1. 手术过程中注意保护心脏，首先勿伤及静脉窦，其次在使用蛙心夹夹持心尖时不要夹得过多和过少，过多因损伤面大而收缩力降低，过少会因滑脱时心室穿孔而漏液。

2. 剪开动脉管壁时，如果只剪破血管的外膜，在插管时只能插入血管的外膜下，发现后再纠正错误就难了，因此要注意将血管壁剪透。

3. 严格控制每次药品加入量，先加一滴，效果不明显再加一滴。

4. 每种试剂使用后，一旦出现心搏变化，应立即将套管内的液体吸出而以新鲜任氏液换洗，以免心肌受损，并重复换洗几次使心搏曲线恢复正常后方能进行下一步实验。每次更换任氏液都必须保持灌流液的液面高度恒定，以免因灌流量变化而影响结果。

5. 每种试剂的滴管不能混用。

6. 每项实验都要有对照。

【探究启导】

1. 能否在本实验的基础上设计并实施验证某一环境因素（如灌流压、温度），或体液因素（如微量元素、代谢产物），或药物因素对心脏的影响？

2. 回心的血液由静脉流入心脏，能否设计由静脉灌流心脏的实验？

【问题讨论】

1. 蛙心灌流实验中，实验结果与理论不符的可能原因有哪些？

2. 为何实验中要始终保持灌流液液面高度的恒定？

3. 试分析与用两栖动物离体心脏做灌流实验相比较，用哺乳动物离体心脏做灌流实验，在控制条件和插管插入心脏位置方面应有哪些区别？

4. 在每个实验项目中，心搏曲线分别出现什么变化？试分析产生这些变化的机制。

══ 实验十九 人体动脉血压的测定与心电图描记 ══

一、人体动脉血压的测定

【实验目的】

1. 学习并掌握间接测定人体动脉血压的原理和方法。

2. 观察在正常情况下某些因素对动脉血压的影响。

【基本原理】

动脉血压一般指主动脉血压，即主动脉血管内血液对血管壁侧压力与大气压的比较值（比大气压高多少）。间接测定人体动脉血压的最常用方法是袖带法。它是利用袖带压迫动脉造成血管内血液不连续流动而使血液产生涡流，结合听诊器听取由此产生的"涡流音"来测量血压的。测量部位一般多在左臂肱动脉处，此处血压接近主动脉血压并便于测量。当袖带内的压力超过动脉收缩压时，血流阻断，此时听不到"涡流音"；当袖带内压力低于动脉收缩压而高于动脉舒张压时，血液将断续流动，间断的血流冲击受压区远侧端的血液时引起血液涡流，在此处用听诊器可听到涡流音；当袖带内压力低于舒张压时，受压区的血液连续流动，此时受压区远侧端的血液涡流很弱，其涡流音会很小或听不到。

给袖带打气加压达足够高度，而后放气降压，同时用听诊器听取涡流音。当袖带内压力降至刚小于收缩压时，血管内便产生涡流而可突然听到涡流音，此时袖带内压力接近收缩压，故被粗略认为等于收缩压；当袖带压力降至刚小于舒张压时，血管内血流变成连续流动而涡流减弱，此时可听到涡流音突然严重减小，此时袖带内压力接近舒张压，故被粗略认为等于舒张压。

【主要器材】

血压计、听诊器。

【方法与步骤】

1. 测量安静、坐位时的血压

（1）熟悉血压计的结构：血压计由检压计、袖带和橡胶打气球三部分组成。检压计是一个标有刻度的玻璃管，上端通大气，下端和水银储槽相通。袖带是一个外包布套的长方形橡皮囊，借橡皮管分别和检压计的水银储槽及橡胶打气球相通。打气球是一个带有螺丝帽的球状橡胶囊，供充气或放气用。

（2）受试者端坐位，脱去左臂衣袖，静坐 5min。

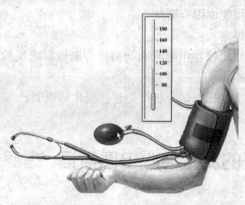

图 8-8　人体动脉血压的测量

（3）受试者手掌向上，前臂伸平，置于桌上，令上臂中段与心脏处于同一水平，外展 45°。将血压计袖带中气体排尽并卷缠在肘窝上方距肘窝 2cm 处，松紧度适宜，以能插入两指为宜（图 8-8）。

（4）测试者将听诊器头件的耳塞放入外耳道，使耳塞部的弯曲方向与外耳道一致。于受试者肘窝上方偏内侧触及动脉脉搏，将听诊器的胸件置于其上。

（5）测试者一手轻压听诊器胸件，一手紧握橡皮球，在拧紧打气球上的螺帽后向袖带内充气，使水银柱上升到听不到"涡流音"时，继续打气使水银柱继续上升 2.6kPa（200mmHg），一般达 24kPa（180mmHg）。随即松开气球螺帽，徐徐放气，以降低袖带内压，在水银柱缓慢下降的同时仔细听诊。当突然听到第一声"砰、砰"样的声音（"涡流音"）时，血压计上所示水银柱刻度即代表收缩压。

（6）继续缓慢放气，这时声音发生一系列变化，先由低到高，而后突然变低钝，最后完全消失。在声音由强突然变弱这一瞬间，血压计上所示水银柱刻度即代表舒张压。

（7）将压脉带内空气排尽，使压力降为零，再重复测两次，取平均值。

2. 测量运动后的血压

打开袖带与检压计的皮管接头，令受试者带着压脉带在室外跑跳 2min 或室内做蹲起运动，如 30s 20 次下蹲，2min 60 次下蹲等。运动后立即将接头接好，测定运动后的血压变化。

3. 测量不同体位的血压

① 让受试者仰卧于检查床或实验台上休息 5min 后，每隔 5min 测量血压一次，共记录三次。

② 让受试者取坐位，测量坐位后的血压，每隔 5min 测量血压一次，共记录三次。

③ 让受试者严格地取立正姿势 15min 钟，每隔 5min 测量血压一次，共记录三次。

4. 测量呼吸对血压的影响

让受试者作快速的深呼吸1min，而后立即测量其血压。让受试者做一次深吸气后闭气，在此期间测量其血压。

【注意事项】

1. 室内必须保持安静，以利听诊。

2. 受试者无论采取坐位或卧位，上臂必须与心脏同一水平。

3. 袖带应平整地缠绕于上臂中部，松紧适宜。听诊器胸件置于肱动脉搏动处时，不可压得太重，不可与袖带接触，更不可压在袖带下进行测量。

4. 听诊器耳件耳塞部的弯曲方向与外耳道一致。

5. 动脉血压通常连测2～3次，取其最低值。每次测量应在半分钟内完成，否则将影响测试结果。

6. 发现血压超出正常范围时，应让受试者休息10min后复测。在受试者休息期间，可将袖带解下。重复测定时，袖带内压力必须降至零后休息片刻再打气。

7. 使用血压计时把水银槽的开关置于"开"位置，血压计用毕，把血压计向水银槽方向倾斜，使水银送回水银槽并将水银槽开关置于"关"的位置，防止水银外露。然后将袖带内气体驱尽，卷好袖带放置盒内，合上外盒时应防止玻璃管折断。

【探究启导】

请再设计一些项目检测影响人体动脉血压的因素。

二、人体心电图（ECG）的描记

【实验目的】

1. 学习人体心电图的描记方法，辨认正常心电图的波形，了解心电图各波的生理意义。

2. 学习心电图波形的测量和分析方法。

【基本原理】

在正常人体内，由窦房结发出的兴奋，按一定途径和时程依次传向心房和心室，引起整个心脏的兴奋。因此，每一心动周期中，心脏各部分兴奋过程中的电变化及其时间顺序、方向和途径等都有一定规律。这些电变化通过心脏周围的组织和体液传导到全身，使体表各部出现规律的电位变化。将测量电极放置在人体表面的一定部位记录到的心脏电位变化曲线，就是临床心电图，心电图是心脏兴奋的产生、传导和恢复过程中电变化综合反映的记录曲线。正常心电图一个周期内可见五个基本波形，即P波、QRS波群、T波（图8-9），其中P波是两心房去极化过程在体表的综合反映，代表着心房的兴奋过程；QRS波群是两心室去极化过程在体表的综合反映，代表着两心室的兴奋过程；T波是两心室复极化过程在体的综合反映，代表着两心室的复极化过程。

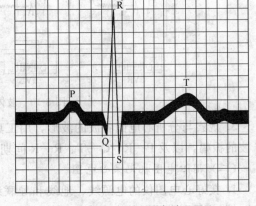

图8-9　心电图各波

心电图对心搏起点的分析、传导功能的判断以及心律失常、房室肥大，心肌损伤的诊断具有重要价值。

【主要器材】

"生物医学信号采集处理系统"或心电图仪，电极糊（导电膏），95%酒精棉球，1%盐水棉球，分规。

【方法与步骤】

（一）用"生物医学信号采集处理系统"记录心电图

1. 开启与调试"生物医学信号采集处理系统"：打开电脑进入"生物医学信号采集处理系统"，下以 BL-420/820 为例设置仪器参数：点击"实验项目"菜单，选择"全导联心电"项目，系统即可进入实验信号记录状态。此时仪器参数为：时间常数 0.1s，滤波 100Hz，扫描速度 250ms/div，增益 1mV，采样率 1kHz。如果使用的"生物医学信号采集处理系统"内没有设置相应的参数，可按以上参数设置。

2. 受试者静卧于检查床上，放松全身肌肉。检查者用酒精棉球擦拭受试者腕关节前面上方约 3cm 和踝关节内侧上方约 3cm 处的皮肤，为了保证导电良好，可在放置引导电极部位涂少许电极糊，也可用 1%盐水棉球擦拭替代电极糊。分别按图 8-10，图 8-11 导联方式接好电极。调节基线位置、信号增益及方向，使波形易于观察。分别记录各导联。

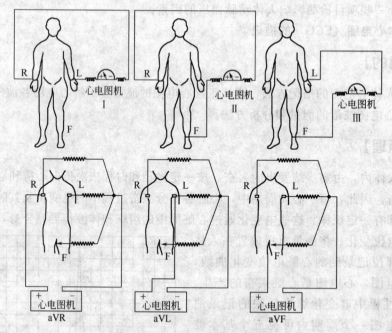

图 8-10　肢体导联连接方式

3. 观察与分析心电图各波的波形，用工具条上的"区间测量"命令，测量 P 波、R 波、T 波的振幅，以及 P—R、Q—T、R—R 间期的时长。

（二）用心电图机记录心电图

1. 接好心电图仪的电源线、地线和导联线，打开电源开关，将运转控制旋钮置于"准备"档，"导联选择"放在 0 位，预热 3～5min。

2. 同"生物医学信号采集处理系统"记录心电图一样地准备和一样地安放电极位置。各导联线连接的方法为：红色—右手，黄色—左手，绿色—左足，黑色—右足（接地），白色—胸导线。

3. 调节心电图仪

① 放大倍数（增益）：选择"1"，使 1mV 的标准电压移动描笔 10mm，即记录纸上纵坐标每小格（1mm）代表电压 0.1mV。

② 走纸速度：一般选择 25mm/s，即记录纸上横坐标每小格（1mm）代表时间 0.04 秒（40ms）。

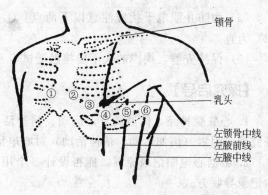

图 8-11 胸导联的探测电极安放位置

①胸骨右缘第 4 肋间；②胸骨左缘第 4 肋间；③为②到④的中点；④左锁骨中线与第 5 肋间交点；⑤同④水平与左腋前线交点；⑥同④水平与左腋中线交点

4. 依次记录 Ⅰ、Ⅱ、Ⅲ、aVR、aVL、aVF 导联的心电图。

5. 取下心电图记录纸进行分析。

6. 心电图的基本分析：根据走纸速度计算心电图各波时间，根据定标计算心电图各波波幅。

（1）心电图各波、各段的辨识：辨识 Ⅱ 导联的 P 波、QRS 波群、T 波、P—R 间期、Q—T 间期以及 S—T 段。

（2）心率测定：测量相邻两个心动周期中 P 波与 P 波的间隔时间或者 R 波与 R 波的间隔时间，要求测量出 5 个连续心动周期的 P—P 间隔时间或 R—R 间隔时间，然后求出它们的均值，代入以下公式：

$$心率 = 60/P—P \text{ 或 } R—R \text{ 的平均间隔时间(s)}$$

（3）心律的分析：心律的基本分析包括以下几个部分。

a. 主导节律的判定：正常的主导心律是窦性心律，窦性心律的心电图表现是：P 波在 Ⅱ 导联中直立，在 aVR 导联中倒置，P—R 间期在 0.12s 以上。

b. 判定心律是否规则整齐：如窦性心律中最大的 P—P 间隔和最小的 P—P 间隔时间相差 0.12s 以下，则为规则整齐的窦性心律；如窦性心律中最大的 P—P 间隔和最小的 P—P 间隔时间相差 0.12s 以上，则为窦性心律不齐。

c. 有无期前收缩或异位节律出现。

（4）心电图各波、各段的测量：测量 Ⅱ 导联中 P 波、QRS 波群、T 波的时间和电压，测量 P—R 间期、S—T 段和 Q—T 间期的时间。

【注意事项】

1. 要爱护仪器，心电图的描笔为电热式描笔，不宜长时间通电加热，因此不使用时应将仪器电源关掉。

2. 描记时应尽量减少外电干扰，要注意以下事项。

（1）为防止 50Hz 感应电干扰，要做到以下几点：①心电图仪要可靠接地。②电极和皮肤接触良好。③心电图机旁不应有运转的大功率电机。④心电图机的电源线不要与导联线交叉通过。⑤人体旁尽量没有室内电源线设备。如果仍不能消除干扰，可使用 50Hz 陷波。

（2）为防止肌电干扰应注意以下两点：①受试者尽量放松全身肌肉。②室内温度应以22℃为宜。

（3）保持安静，周围的人不要接触受试者及检查床。

【探究启导】

1. 心脏受神经、体液调节，运动、精神活动都间接地影响着心脏的活动，请设计一个探究某一因素（例如运动、精神活动）对心电活动影响的实验。

2. 根据心电图记录原理，能否设计一个用动物做实验，能更充分反映心脏某部电变化的记录导联方式。

【问题讨论】

1. 影响动脉血压的因素有哪些？

2. 运动后血压有何变化？为什么？

3. 试分析心室肌动作电位各期与心电图各波的时间对应关系。

4. P—R间期与Q—T间期正常值与心率有什么关系？

5. 心电图正常，心肌的收缩功能就一定正常吗？为什么？

6. 试通过心电图记录原理，分析理解有的导联QRS波群主波向上，有的导联QRS波群主波向下的原因。

实验二十　微循环观察

【实验目的】

1. 学习用显微镜和图像分析系统观察蛙肠系膜或膀胱微循环血管及血流状况的方法。

2. 观察微循环各组成部分的结构和血流特点。

3. 观察某些药物对微循环的影响。

【基本原理】

微循环是指微动脉和微静脉之间的血液循环通路，是血液和组织液进行物质交换的重要场所。经典的微循环包括微动脉、后微动脉、毛细血管前括约肌、真毛细血管网、通血毛细血管、动-静脉吻合支和微静脉等部分。

由于蛙类的肠系膜、膀胱壁的组织很薄且透光性好，可以在显微镜下和利用图像分析系统观察其微循环血流状态、微血管的舒缩活动及不同因素对微循环的影响。

在显微镜下，小动脉、微动脉管壁厚，管腔内径小，血流速度快，血流方向是从主干流向分支，有轴流（血细胞在血管中央流动）现象；小静脉、微静脉管壁薄，管腔内径大，血流速度慢，无轴流现象，血流方向是从分支向主干汇合；毛细血管管径最细，仅允许单个细胞依次通过。

【主要器材】

蛙或蟾蜍，常用手术器械一套，毁髓针，显微镜或计算机图像分析仪，带微循环观察孔的软木蛙板（孔径2.5～3cm）或带小塑料环（内径2.5～3cm）玻璃板（由502胶将塑料环粘在玻璃板上），任氏液，注射器（1ml），滴管，20％氨基甲酸乙酯溶液，1∶10000（g/ml）去甲肾上腺素，1∶100000（g/ml）组织胺，大头针，橡皮筋。

【方法与步骤】

1. 实验准备

取蛙或蟾蜍一只，称重。在尾骨两侧皮下淋巴囊注射25％氨基甲酸乙酯（3mg/g），静待10～15min使动物进入麻醉状态。如无麻醉剂可双毁髓使动物安静。

2. 观察蛙类肠系膜血液循环

（1）用大头针将蛙腹位（或背位）固定在蛙板上，在腹部侧方做一纵行切口，轻轻拉出一段小肠袢，将肠系膜展开，小心铺在蛙板微循环观察孔上，用数枚大头针将其固定（图8-12）。肠袢不能绷得太紧，以免拉破肠系膜或阻断血流。如果用玻璃板观察，可将麻醉的蛙仰卧于玻璃板上，或用橡皮筋固定蛙体，同上手术拉出小肠袢展开在塑料环上。

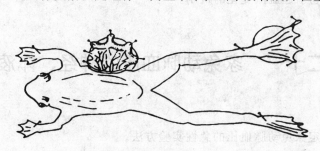

图8-12　蛙肠系膜标本固定方法

（2）将显微镜的推进尺取下，也可将高倍物镜头取下（以免污染）。将蛙板的微循环观察孔移到聚光透镜上方，在低倍显微镜下直接观察识别或借助图像分析系统观察识别动脉、静脉、小动脉、小静脉和毛细血管，观察血管壁、血管口径、血细胞形态、血流方向和流速等特征。

（3）用小镊子给予肠系膜轻微机械刺激，观察此时血管口径及血流有何变化？

（4）用一小片滤纸将肠系膜上的任氏液小心吸干，然后滴加几滴1∶10000（g/ml）去甲肾上腺素于肠系膜上，观察血管口径和血流有何变化？出现变化后立即用任氏液冲洗。

（5）血流恢复正常后，滴加几滴1∶100000（g/ml）组织胺于肠系膜上，观察血管口径及血流变化。

3. 观察蛙类膀胱的血液循环

（1）将麻醉的动物仰卧于蛙板上，使腹部靠近蛙板观察孔，再将载玻片的一端靠近腹部并盖在蛙板板孔上。用镊子提起靠近蛙板观察孔侧的腹部皮肤，按纵向剪开，再剪开深层腹壁肌肉，打开腹腔，稍稍提高对侧蛙板，让膀胱靠其内部尿液的重力自然滑出到载玻片上。

（2）显微镜下观察膀胱血液循环。同上，滴加肾上腺素和组织胺，观察血流变化。

【注意事项】

1. 最好选择雄性蛙，因雌性蛙体内卵较多，影响手术。
2. 手术操作要仔细，避免出血造成视野模糊。
3. 固定肠系膜不能拉得过紧，不能扭曲，以免影响血管内血液流动。

4. 实验中要经常滴加少许任氏液，防止标本干燥。

5. 观察膀胱的血液循环时，不可碰破膀胱，以免尿液流出影响实验。

6. 如无麻醉剂，也可用双毁髓法使动物安静。

【探究启导】

1. 以本实验为基础设计并观察更多环境因素（如温度、酸、某些化学物质等）对微循环的影响，注意使用药物浓度的设计。

2. 你能否设计使用其他动物或其他方法观察微循环及其影响因素？

【问题讨论】

1. 何谓微循环？微循环是由哪些部分组成的？其功能如何？

2. 小动脉和小静脉的血流方式有何区别？

3. 分析不同药物引起血流变化的机制。

实验二十一　家兔动脉血压的神经、体液调节

【目的要求】

1. 学习直接测定家兔动脉血压的急性实验方法。

2. 学习家兔颈部手术及分离主动脉、迷走神经、交感神经、颈动脉窦的方法。

3. 观察神经、体液因素对心血管活动的影响。

4. 观察窦内压升高所引起的减压反射。

【基本原理】

本实验应用液导系统直接测定动脉血压。动脉插管与压力传感器连通，其内充满抗凝液体，构成液导系统。将动脉插管插入动脉，动脉内的压力及其变化可通过封闭的液导系统传至压力换能器，由"生物医学信号采集处理系统"记录下来。

动脉血压的形成主要取决于两个因素，即心室收缩射血和外周阻力，因此凡影响心室收缩射血和外周阻力的因素均可影响动脉血压。

任何高等动物的动脉血压都是相对稳定的，这种相对稳定是通过神经和体液调节来实现的，其中以颈动脉窦-主动脉弓压力感受性反射最为重要。此反射既可使升高的血压下降，又可使降低的血压回升，给颈动脉窦施加压力刺激，可观察到颈动脉窦减压反射的效应。

【主要器材】

家兔，兔手术台，常用手术器械一套，止血钳，眼科剪，万能支架，双凹螺旋夹，气管插管，三通管，动脉夹，"生物医学信号采集处理系统"，压力传感器，保护电极，照明灯，纱布，棉球，丝线，注射器（1ml，5ml，20ml）；生理盐水，5%柠檬酸钠，20%～25%氨基甲酸乙酯，2%普鲁卡因溶液。肝素（300U/ml），肾上腺素（1:5000），乙酰胆碱（1:10000）。

【方法与步骤】

1. 实验仪器的准备

（1）开启与调试"生物医学信号采集处理系统"：打开电脑进入"生物医学信号采集处理系统"，下以 BL-420/820 为例设置仪器参数。点击"实验项目"菜单，选择"家兔动脉血压调节"项目，系统即可进入实验信号记录状态，此时仪器参数为：采样率 50Hz，时间常数 DC，滤波 20Hz，扫描速度 1ms/div，增益 20mV，刺激方式为连续单刺激，刺激幅度 1V，刺激波宽 1ms，延时 100ms，刺激频率为 10Hz。如果使用的"生物医学信号采集处理系统"内没有设置相应的参数，可按以上参数设置。

（2）连通液导系统并制压：将压力换能器的输出导线插入生物信号采集处理系统信号输入第一通道插孔内，将压力传感器的压力室下方支管依次通过输液管、三通管、输液管连至动脉插管。先用注射器，由三通管向连接动脉插管的输液管内推注 20ml 5‰柠檬酸钠，使之充满液体（不要使动脉插管高过压力室的上方支管）后，再用止血钳夹住动脉插管端的输液管。然后继续向三通管内推注，直至充满压力室的上方支管，并用塞子塞住（注意：液导系统内不可有气泡）。继续向三通管内推注，同时观察显示器上压力变化。当加压到 120mmHg（16kPa）时即可关闭三通管。观察压力是否变化，如果压力下降，则需要检查液导系统的漏液原因，并重新制压。调节一通道窗口大小和标尺单位，使 30～130mmHg（4～17kPa）的压力变化都能在显示器上明显地反映出来。

2. 动物的准备

（1）麻醉和固定：参考总论中"动物的给药途径"与"动物麻醉"方法，自耳缘静脉注射 20%氨基甲酸乙酯溶液（5ml/kg），待动物麻醉后，仰卧固定在手术台上。

（2）气管插管术：颈部剪毛后，紧靠喉头下缘沿颈部正中切开皮肤约 8～10cm，用止血钳分离皮下组织及肌肉，充分暴露气管（图 8-13）。在气管下方穿一丝线，打一活结，于甲状软骨下方 2～3cm 处做"⊥"形切口，向心方向插入气管插管，用丝线结扎固定，并将余线固定于气管插管的分叉处，以防滑脱。

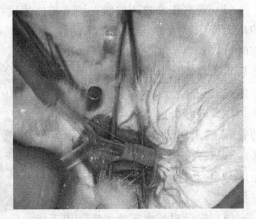

图 8-13　气管插管术

（3）分离家兔双侧颈部主动脉神经（减压神经）及迷走神经：气管两侧的颈总动脉鞘内走行有颈总动脉、迷走神经、交感神经和减压神经。其中迷走神经最粗，交感神经次之，减压神经最细且常与交感神经紧贴在一起。用拇指与食指捏住气管一侧切口的皮肤和肌肉，其余三指从皮肤外面略向上顶，使气管两侧软组织稍向外翻，便可暴露与气管平行的血管神经束，用玻璃分针小心分离减压神经及迷走神经，并在迷走神经下穿一条线（已被生理盐水浸湿，下同）备用，在减压神经下穿双线备用。滴加 38℃的液体石蜡于神经、血管处，起保温、绝缘和防止神经干燥作用。

（4）分离颈总动脉：将止血钳从一侧颈总动脉下方穿过，轻轻张开止血钳，分离出 2～3cm 长的颈总动脉，同法分离出另一侧颈总动脉。分离出的颈总动脉外壁应该十分光洁，外面并无结缔组织及脂肪等物，在一侧颈总动脉下穿一条线备用。另一侧颈总动脉要分离至颈总动脉分叉上方颈内、外动脉的根部（注意不要损伤此处的神经），在该侧颈总动脉下穿两条棉线，分别拉至分离出的动脉两端并打上活结备用。并在该侧颈总动脉分叉处上方颈外动脉根部穿一线结扎，在颈内动脉头端穿一线结扎。

（5）动脉插管：首先用 5ml 注射器从耳缘静脉注入肝素（300U/kg 体重）以防凝血。将已结扎颈内、外动脉侧的颈总动脉头端的备用线尽可能靠头端结扎（务必扎紧，以防渗血），然后在另一备用线的向心侧（尽可能近心端）用动脉夹夹闭。轻轻提起动脉头端的结扎线，用眼科剪在靠近结扎线的稍后方沿向心方向斜向剪开动脉管壁（注意：不可只剪开血

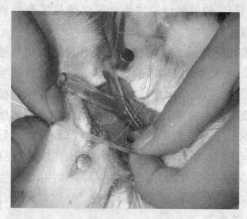

图 8-14　颈总动脉插管术

管外膜，也切勿剪断整个动脉，剪口大小约为管径的一半）。一手持弯头眼科镊，将其一侧弯头从剪口处插进动脉少许，轻轻挑起剪开的动脉管壁，另一手将准备好的动脉插管由开口处插入动脉管内。如果插入较浅，可用一手轻轻捏住进入插管的动脉管壁，另一手持动脉插管，轻轻推进至6～8mm 左右（图 8-14）（如果手感滞涩，说明插管并未进入动脉，必须退出插管，重新剪口再插），用备用线将动脉连同进入的插管扎紧（不可因扎线松动而使插管滑出，亦不可漏液），以防滑脱。轻轻取下向心端动脉夹，可见动脉血与插管内液体混合。再取下通向压力传感器的止血钳，此时显示器上出现血压的波动曲线（图 8-15）。

3. 实验观察

（1）观察正常血压曲线：调节扫描速度与增益，以便观察到心室射血与主动脉回缩形成的压力变化与收缩压、舒张压的读数。有时可以观察到血压曲线随呼吸变化。然后将扫描速度调慢，观察记录正常血压曲线。

（2）轻轻提起对侧完好颈总动脉上的备用线，用动脉夹夹闭颈总动脉30s，观察并记录血压变化。出现变化后即取下动脉夹，记录血压的恢复过程。

（3）记录对照血压曲线后，用手指按压已结扎颈内动脉侧的颈动脉窦（颈

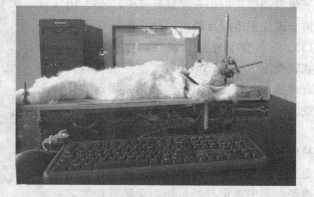

图 8-15　动脉血压调节实验装置图

内动脉起始处），或向颈内动脉注入一定量的生理盐水（使用小号针头），使血管保持一定程度的内压，而后再按压颈动脉窦，观察并记录血压变化。当血压明显下降时，则停止按压，待血压恢复。

（4）用 2%普鲁卡因溶液浸润颈动脉窦区，3～5min 后，再增加窦内压力，记录血压变化。

（5）刺激主动脉神经：将刺激输出导线插入"生物医学信号采集处理系统"的刺激输出插孔内，并连接保护电极，轻轻提起主动脉神经上的备用线，小心地将神经置于保护电极

上。记录对照血压曲线后，再用中等强度的连续电脉冲信号刺激主动脉神经10～20s。血压出现明显下降后即可停止刺激，待血压恢复。如果血压并不下降，可调整刺激强度或刺激频率再行刺激。任何刺激都无效时，则表示此神经并非主动脉神经。需要重新辨认神经后再行实验。

（6）刺激主动脉神经中枢端和外周端：双结扎主动脉神经后（务必结扎），从两线结之间剪断神经。记录对照血压后，同上法分别刺激主动脉神经的中枢端和外周端，分别观察记录血压变化。

（7）刺激迷走神经：记录对照血压后，同上方法刺激迷走神经，观察血压下降曲线与"（5）"有何不同（如果血压下降很快，造成血压很低，应立即停止刺激）。

（8）剪断迷走神经，同时结扎双侧迷走神经后剪断，观察血压变化。

（9）刺激迷走神经外周端：分别刺激两侧迷走神经外周端，观察并记录血压变化。

（10）肾上腺素对血压的影响：记录对照血压曲线后，用1ml注射器从耳缘静脉注入0.1～0.3ml肾上腺素溶液（1：5000），观察并记录血压变化。

（11）乙酰胆碱对血压的影响：同上法注入0.1～0.2ml乙酰胆碱溶液（1：10000），观察并记录血压变化。

4. 整理实验结果，并将实验结果填入表8-2。

表8-2　家兔血压实验记录

实验前血压对照	实验时血压变化值	恢复稳定值
夹闭另一侧颈总动脉		
按压颈动脉窦		
按压麻醉后的颈动脉窦		
刺激主动脉神经		
刺激主动脉神经中枢端		
刺激主动脉神经外周端		
剪断双侧迷走神经		
刺激左侧迷走神经外周端		
刺激右侧迷走神经外周端		
注入肾上腺素溶液		
注入乙酰胆碱溶液		

【注意事项】

1. 颈部手术时注意避免损伤、过度牵拉血管和神经，实验过程中防止神经干燥。

2. 麻醉可使动物体温降低，若室温偏低，应注意给动物保温。

3. 实验后用蒸馏水将血压换能器内的柠檬酸钠冲洗干净，以免干燥后损坏换能器的应变片。

【探究启导】

1. 参考静脉注射肾上腺素、乙酰胆碱的方法，设计并实施静脉注射某种对心血管活动有调节作用的中药或西药，观察该药物对血压的影响（如果是一种未曾记载的物质，要注意物质浓度的设计）。

2. 心血管活动与减压神经传入冲动、副交感神经活动关系密切，试设计在本实验的一些步骤中增加同时记录迷走神经和减压神经综合动作电位的内容。

3. 减压反射是左、右侧颈动脉窦和主动脉弓压力感受器引起的反射，在实验中为了单纯反映一侧颈动脉窦引起的减压反射，而排除主动脉弓压力感受器和另一侧颈动脉窦压力感受器引起的反射效应，该如何设计实验？

【问题讨论】

1. 讨论各项实验结果，说明血压发生变化的机理。
2. 如何证明主动脉神经是传入神经？
3. 如何证明迷走神经外周端对心脏有调节作用？
4. 手术过程中如果出血，你有哪些方法处理？

第九章 呼吸系统

实验二十二 呼吸系统器官的形态结构观察

【实验目的】

1. 熟悉鼻腔、鼻旁窦、喉、气管、支气管的位置、形态；掌握肺的位置、形态。
2. 熟悉气管和肺的显微结构。

【主要器材】

头颈部矢状切面标本或模型，喉的解剖标本，喉软骨模型，气管、支气管和肺的解剖标本或模型，胸腔解剖标本或模型，气管切片（HE染色），肺切片（HE染色）。

以上相应结构教学课件（幻灯片）和教学图片。显微镜，手术镊，解剖盘等。

【实验内容】

1. 鼻腔及鼻旁窦的解剖学结构

观察材料：头颈部矢状切面标本或模型。

（1）鼻腔 鼻腔的底部为硬腭，顶与颅前窝中部相邻，鼻腔后部经鼻后孔与鼻咽部相通。鼻腔以鼻阈为界分为前部的鼻前庭和后部的固有鼻腔。固有鼻腔外侧壁自上而下有上鼻甲、中鼻甲和下鼻甲。各鼻甲下方有鼻道，依次为上鼻道、中鼻道和下鼻道。上、中鼻道有鼻旁窦开口，下鼻道前部有鼻泪管的开口。

（2）鼻旁窦 为鼻腔周围颅骨中含有空气的腔，包括上颌窦、额窦、蝶窦和筛窦，均与鼻腔相通，开口于鼻道。鼻旁窦的黏膜与鼻腔黏膜相延续。

2. 喉的解剖学结构

观察材料：喉的解剖标本或模型，喉软骨模型。

（1）喉的位置 喉位于颈前部正中，上通喉咽部，下接气管。喉以软骨为支架，借关节、韧带、喉肌连结，内面衬以黏膜构成。

（2）喉软骨

① 甲状软骨：由两块近方形的软骨板构成。两软骨板前缘的连结处上端向前突出为喉结。甲状软骨板的后缘向上、下各伸出一突起，即上角和下角。两下角与环状软骨构成环甲关节。

② 环状软骨：位于甲状软骨与气管之间，呈前窄后宽的指环状。两侧与甲状软骨相关节，后部上缘与杓状软骨构成关节。

③ 会厌软骨：位于甲状软骨的后上方，呈树叶状，上端游离，下端借韧带连于甲状软

骨的后面。

④ 杓状软骨：位于环状软骨后部的上方，是一对三角锥体形软骨，底与环状软骨上缘形成环杓关节。

（3）喉肌 观察喉肌附着的位置与运动的关节，从而理解喉肌的功能。

（4）喉腔 中部侧壁有两对矢状位的黏膜皱襞，上方一对为室襞；下方一对为声襞（声带）。两室襞之间的裂隙为前庭裂，两声襞间的裂隙为声门裂。观察喉前庭、喉中间腔、声门下腔、喉中间腔向两侧凹入形成的喉室。

3. 气管、支气管

（1）气管和支气管解剖学结构

观察材料：气管、支气管和肺的解剖标本或模型，胸腔解剖标本或模型。

气管由 14～16 个 "C" 形软骨环和其间的环状韧带构成，内衬有黏膜。软骨环缺口向后，被膜性壁封闭。气管上接环状软骨，在食管前方垂直下降，入胸腔后在胸骨角平面分为左、右主支气管入肺。左主支气管较细长，走向较水平；右主支气管较短粗，走向较陡直。

（2）气管壁的显微结构

观察标本：兔或狗气管壁切片（HE 染色）。

低倍镜观察：由管腔面依次向外观察，可见靠近管腔呈淡紫红色的为黏膜层，黏膜层与浅蓝色的软骨之间呈粉红色部为黏膜下层。软骨及其外围的结缔组织为外膜。

高倍镜观察

① 黏膜层：上皮为假复层纤毛柱状上皮，纤毛清晰可见，上皮内夹有大量环状细胞。固有膜的纤维细密，内含丰富的弹性纤维、血管、神经及腺体的导管。

② 黏膜下层：为疏松结缔组织，内有许多气管腺及其导管，此层与固有膜无明显分界。

③ 外膜：由 C 形的透明软骨和结缔组织构成，结缔组织中含血管、神经。软骨缺口处的膜性管壁中含有平滑肌束和腺体。

4. 肺

观察材料：肺的解剖标本或模型，胸腔解剖标本或模型。

（1）肺的位置、形态 左右两肺位于胸腔内，纵隔两侧。纵隔是指两肺之间的所有组织与结构，在这一区域中有气管、支气管、心脏、大血管、心包、迷走神经、胸导管及食管等。

肺呈半圆锥形，上端为肺尖，下端为肺底。肺尖高出锁骨内侧上方 2～3cm。肺底贴邻膈上面，略向上凹。两肺内侧面朝向纵隔，为纵隔面；其中间有一凹陷，为肺门，是神经、血管、淋巴管和支气管出入之处，周围有许多肺门淋巴结。两肺与肋相邻接的面呈圆凸状，称肋面。

肺有三个缘，即前缘、后缘和下缘，后缘钝圆，前缘和下缘较锐利，左肺前缘下部有一明显的弧形凹陷，为心切迹。

左肺有一从后上斜向前下的斜裂，由此左肺分为上、下两叶。右肺除有相应的斜裂以外，尚有一近于水平方位的水平裂，因此右肺被分为上叶、中叶和下叶。

（2）肺的显微结构

观察标本：兔或人肺切片（HE 染色）。

低倍镜观察：可见许多染色淡、大小不等的蜂窝状结构，即肺泡的断面，两肺泡之间的薄层结缔组织为肺泡隔。肺泡之间还可见到各级肺内支气管（小支气管、细支气管、终末细支气管、呼吸性细支气管、肺泡管等）及其伴随的血管。

高倍镜观察

① 小支气管：管腔较大，腔面衬有假复层纤毛柱状上皮。在固有膜与黏膜下层交界处有一不完整的环行平滑肌束。黏膜下层有腺体。外膜有分散的软骨碎片。

② 细支气管：管腔小，上皮为单层纤毛柱状上皮，管壁内的腺体和软骨碎片很小、很少，但平滑肌相对增加。

③ 终末细支气管：黏膜形成许多皱襞，管腔横断面呈星形。上皮为单层纤毛柱状上皮，无杯状细胞，腺体和软骨已消失，固有膜内有一薄层完整的环行平滑肌层。

④ 呼吸性细支气管：管壁不完整，有肺泡出现，其管壁直接与肺泡或肺泡管相连。管壁上皮为单层柱状或立方上皮。

⑤ 肺泡管：为一弯曲、不规则的管道，由肺泡开口围成，在肺泡隔边缘部呈结节状膨大，内含有少量平滑肌和弹性纤维，表面为单层立方上皮。

⑥ 肺泡囊：为数个肺泡共同开口围成的囊腔。

⑦ 肺泡：是不规则的球形或半球形囊泡，壁很薄，由单层扁平上皮构成，上皮细胞包括扁平细胞（Ⅰ型肺泡细胞）和球形细胞（Ⅱ型肺泡细胞，为分泌细胞）两种。扁平细胞是肺泡壁的主要成分；分泌细胞胞质丰富，核大圆形。

在肺泡隔结缔组织中，可见到许多毛细血管的断面。在肺泡腔或肺泡隔内可见到体积较大、核圆形、胞质内含有黑色灰尘颗粒的细胞，即尘细胞。

【问题讨论】

1. 肺内支气管树在逐渐变细的过程中管壁结构有哪些变化？

2. 肺泡结构与机能之间的关系怎样？

实验二十三　呼吸通气量的测定

【实验目的】

了解肺活量计的结构及正常通气量的测定意义，学习肺通气量的测定方法。

【基本原理】

测定肺通气量是评定肺功能的指标之一。肺通气量的测定主要包括潮气量、补吸气量、补呼气量、肺活量（反映呼吸运动的能力）、时间肺活量（反映肺组织的弹性和呼吸道的通畅程度）和最大通气量（反映肺的全部潜在通气功能）的测定。

【主要器材】

单筒肺量计、记录纸、橡皮接口、鼻夹、烧杯、75％酒精、消毒棉球。

【方法与步骤】

1. 仪器准备

单筒肺量计（图 9-1）的主要部件如下。

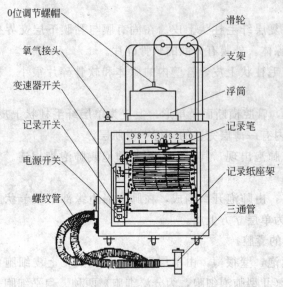

0位调节螺帽
氧气接头
变速器开关
记录开关
电源开关
螺纹管
滑轮
支架
浮筒
记录笔
记录纸座架
三通管

图 9-1　单筒肺量计

（1）测量装置　由两个对口套装的圆筒构成。外筒口向上，筒内有 3 根通气管。内筒又称浮筒，当外筒灌满水后，通过吹气口向通气管内充气时，内筒可以上浮。根据筒内气体增加的容积，可测出吹入气体的量。

（2）记录装置　浮筒顶端有根吊线，浮筒内容积的变化可以牵动吊线，而吊线的活动又可通过记录笔描记到记录纸上，可以根据需要选择走纸速度，描记出呼吸气量的曲线。

（3）通气管共 3 根，开口于浮筒底部。一根是充 O_2 管，可与外界气体相通，用以调节浮筒内气体成分。另外两个通气管分别装有钠石灰和鼓风机（用于吸去 CO_2 和推动气流），与吹气口三通管相通。

测量前先将外筒装水至水位表要求的刻度。开放氧气接头，使筒内装有一定量的空气，然后关闭氧气口。转动三通管的开关，关闭肺量计，检查是否漏气。打开电源开关，准备好描笔及记录纸。将描笔调节到记录鼓的中部位置上。

2. 肺通气功能的测定方法

受试者将消毒橡皮接口连到三通管上，然后用牙齿咬住吹嘴上的两个突起，而将橡皮口片置于口腔前庭，用鼻夹夹鼻。转动三通开关，用口平静呼吸外界空气，练习用口呼吸数分钟。转动三通开关，打开肺量计，再开慢速走纸挡开关，启动记录键，即可测量并记录呼吸气量的变化。

3. 潮气量、补吸气量、补呼气量和肺活量的测定

（1）潮气量的测定　每次平静呼吸时吸入或呼出空气的容量，约 500ml。进行这项测量时，不要用力呼吸。记录气量并重复测 3 次。计算平均潮气量。

（2）补吸气量的测定　正常吸气之后再用力吸入空气的容量，约 2800ml。正常呼吸 2～3 次后尽量深吸气，然后呼入肺量计内，只是到肋骨复位的正常呼气，不要用力，记录其气量，重复 3 次。用测量得出的数字减去潮气量即为补吸气量，然后计算平均补吸气量。

（3）补呼气量的测定　正常呼气之后再用力呼气的气量，约 1000ml。正常呼吸 2～3 次后用力呼气。重复 3 次，计算平均补呼气量。

（4）肺活量的测定　受试者在正常呼吸 2～3 次后作一次竭力深吸气，并立即由吹气口向筒内作最大限度的呼气，记录其气量。连测 3 次，取最大一次的数值作为肺活量值。即：潮气量＋补吸气量＋补呼气量，约 4500ml。

（5）用下列公式计算每分钟呼吸通气量。

$$潮气量 \times 每分钟呼吸次数 = 每分钟呼吸通气量(ml/min)$$

4. 时间肺活量的测定

肺量计内重新充新鲜空气，受试者预试后（同上述项目），在平静呼吸 3～4 次后，命其

最大限度深吸气，然后以最快的速度、最大能力深呼气，鼓速开关选用"1"（快速），记录其第一、第二和第三秒钟内呼出的气量，并计算出它们占全部呼出气量的百分比。正常人分别为83%、96%和99%。

5. 最大肺通气量的测定

令受试者在15s内尽量作最深且最快的呼吸，用鼓速开关"2"（中速）记录其呼吸曲线。根据曲线高度计算15s内的呼出气或吸入气的总量，然后乘以4，即为每分钟最大通气量。

【注意事项】

1. 每次使用肺活量计前应检查其是否漏水、漏气，平衡锤重量是否合适。
2. 肺活量计中的水应在试验前灌足，以使水温与室温一致。
3. 每次更换受试者，都应重新消毒橡皮接口和吹嘴，避免交叉感染。
4. 受试者被测试前应预先练习，以期掌握试验所要求的呼吸方法，注意防止从鼻孔或嘴角漏气。
5. 每一单项指标测试完成后，令受试者平静呼吸几次，再测试下一个指标。
6. 肺量计的进、排气阀门关闭时，切勿下压浮筒，以免将外筒内的水压入通气管。
7. 试验结束时应将肺活量计的水倒出并擦干。
8. 最大自主通气测量结束后应嘱受试者静坐休息数分钟，以免过度通气造成晕眩等意外。

【探究启导】

根据本实验的方法试设计实验探究某一或某几个因素对肺通气量的影响。

【问题讨论】

1. 分析肺活量的组成成分，比较肺活量与时间肺活量的意义有何不同。
2. 影响通气量的因素有哪些？

实验二十四　家兔呼吸运动的影响因素

【目的要求】

1. 学习记录兔呼吸运动的方法。
2. 观察各种因素对呼吸运动的影响。

【基本原理】

呼吸运动是呼吸中枢节律性活动的反映，呼吸中枢通过支配呼吸肌的传出神经，引起呼吸肌收缩和舒张，从而产生呼吸运动。机体存在着多种呼吸调节机制，一些体内、外刺激可作用于中枢感受器或外周感受器，反射性地影响呼吸节律性运动，使肺的呼吸通气量发生改变，从而维持血液中氧气、二氧化碳含量的正常水平，以适应机体的代谢需要。

【主要器材】

家兔，兔手术台，常用手术器械，止血钳，呼吸传感器，"生物医学信号采集处理系统"，50ml、20ml、5ml、1ml注射器，橡皮管，20%或25%氨基甲酸乙酯，生理盐水，3%乳酸，二氧化碳气囊。

【方法与步骤】

1. 实验仪器的准备

开启与调试"生物医学信号采集处理系统"打开电脑进入"生物医学信号采集处理系统"，下以 BL-420/820 为例设置仪器参数。点击"实验项目"菜单，选择"呼吸运动调节"项目，系统即可进入实验信号记录状态。此时仪器参数为：采样频率 50Hz，时间常数 DC，滤波 20Hz，扫描速度 1s/div，增益为 20mV，刺激方式为连续单刺激，刺激幅度 3V，刺激波宽 0.1ms，延时 0.05ms，频率为 30Hz。如果使用的"生物医学信号采集处理系统"内没有设置相应的参数，可按以上参数设置。

2. 动物准备

（1）按照"实验二十一"方法麻醉动物，并行气管插管、迷走神经分离手术。

（2）连接动物呼吸传感装置

动物呼吸记录方法有多种，这里介绍两种常用方法。

① 使用呼吸传感器记录胸廓运动：将呼吸传感器固定在兔子的胸部，将换能器输出导线插入"生物医学信号采集处理系统"信号输入第一通道插孔内。

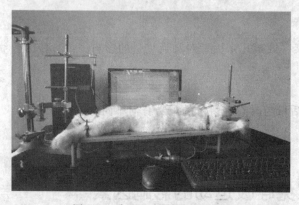

图 9-2　呼吸运动膈肌记录装置

② 使用张力换能器记录膈肌运动：切开胸骨下端剑突部位的皮肤，再沿腹白线切开长约 2cm 的切口。仔细分离剑突表面的组织，暴露出剑突软骨与剑突柄（勿损伤剑突深面的胸膜腔，造成气胸），用手术剪剪去一段剑突柄，使剑突软骨与胸骨体完全分离，但剑突深面的膈肌片要完好无损。用蛙心夹夹住剑突下端，并用细线通过滑轮连于张力换能器悬梁上（图 9-2），将张力换能器输出导线插入"生物医学信号采集处理系统"第一通道插孔内。

3. 观察项目

（1）正常呼吸运动的描记　将气管插管的一侧支管套上一短乳胶管，并用止血钳夹闭。记录呼吸运动曲线，注意识别吸气或呼气运动与曲线方向的关系。

（2）增加吸入气中二氧化碳的浓度　将装有二氧化碳并连接乳胶管（由螺旋夹夹闭）的气囊连接气管插管的一侧管并打开气囊的螺旋夹，使二氧化碳随着吸气进入气管和肺，观察吸入高浓度二氧化碳后对呼吸运动的影响。当出现明显变化后，立即去掉二氧化碳气囊，观察呼吸运动恢复正常的过程。

（3）增加气道阻力对呼吸运动的影响　待呼吸恢复正常后，将气管插管未夹闭的一个侧管套上乳胶管，并用止血钳半夹闭，使通气阻力增加，观察并记录呼吸运动的变化。注意待呼吸运动改变后，立即打开该侧管，以免因窒息时间太长造成动物死亡。

（4）增加无效腔对呼吸运动的影响　待呼吸恢复正常后，将长约 1m 的橡皮管连接在气管插管的一侧管上（另一侧管的乳胶管仍用止血钳夹闭），使无效腔增加，观察记录呼吸运动的变化。当出现明显变化后，应立即去掉该侧乳胶管。

（5）氢离子对呼吸运动的影响　待呼吸恢复正常后，用 5ml 注射器由耳缘静脉较快速地注入 3% 的乳酸 2ml，观察并记录呼吸运动的变化。

（6）肺牵张反射　在气管插管未夹闭的侧管上，连通一个 50ml 注射器（已吸入 20ml 空气），同时放开已夹闭的另一侧管。待呼吸运动平稳后，夹闭另一侧管，同时用相当正常呼吸三个呼吸节律的时间，徐徐向肺内注入 20ml 空气，观察呼吸节律的变化及呼吸运动的状态。实验后立即打开夹闭的侧管，待呼吸恢复正常。同法，于呼气末用注射器抽取肺内气体，观察呼吸的状态有何区别（注意：注气与抽气时间仅限于三个呼吸节律的时间，然后立即打开夹闭的侧管）。本步骤结束后，去掉注射器，重新夹闭另一侧管。

（7）迷走神经在呼吸运动中的作用　待呼吸恢复正常描记一段曲线后，切断一侧迷走神经，观察并记录呼吸运动变化。而后再切断另一侧迷走神经，观察与记录呼吸运动变化。启动刺激按钮刺激迷走神经中枢端，观察并记录呼吸运动变化。同法刺激迷走神经外周端，观察呼吸运动有无变化。

【注意事项】

1. 颈部手术注意事项同实验二十一。

2. 分离剑突时，剑突软骨及剑突柄深面的结缔组织膜不宜分离，以防造成气胸。剑突柄处血管丰富，要注意止血。

3. 注意连接记录装置后剑突柄运动，如受阻有可能是剑突柄处软骨没有彻底剪断；也有可能是滑轮太高，剑突柄的断面挡住了剑突的运动。

4. 一旦造成气胸，应立即找到进气部位，并用止血钳封闭进气处，而后用注射器从肋间隙插入胸膜腔含气部位，抽出胸膜腔内空气。

5. 使用呼吸传感器记录时，要避免家兔强烈挣扎，以免拉坏传感器。

6. 增加气道阻力实验与增加无效腔实验时要注意不要时间太长，以免造成动物缺氧致死。

【探究启导】

1. 呼吸运动与心血管活动往往是协调性活动，试设计一实验同时观察分析动物血压与呼吸运动的相关性。

2. 气胸时因肺不张而通气量减少，使呼吸效率降低，机体将反射性调节呼吸强度，试设计一实验观察气胸对呼吸运动的影响。

【问题讨论】

1. 如何解释切断迷走神经后呼吸加深的机制？

2. 如何解释血 pH 值升高引起呼吸加强的机制？

3. 试写出向动物肺内注入空气或从肺内抽出气体引起呼吸变化的反射环路。

4. 增加气道阻力引起呼吸加强有何适应意义？

第十章 消化系统

实验二十五 消化系统器官的形态结构观察

【实验目的】

1. 了解消化系统的组成，掌握胃、小肠、肝、胰等重要器官的位置、形态与结构特征，熟悉其它消化器官的位置、形态与结构。

2. 掌握消化管壁的一般组织结构，熟悉胃、小肠壁的组织结构特点，了解其他部位消化管壁组织结构特点。

3. 掌握肝、胰的组织结构，了解唾液腺的组织结构。

【主要器材】

头部正中矢状面标本或模型，人体上半身标本或模型，腹腔剖开标本或模型，盆腔正中矢状切面标本或模型，消化系统解剖模型，消化管各部及消化腺的离体解剖标本或模型，肝切片（HE 染色），胰切片（HE 染色），食管切片（HE 染色），小肠切片（HE 染色），小肠切片（镀银染色），小肠肌间神经丛铺片（镀银染色），示胆小管肝切片（硝酸银注射染色），舌下腺切片（HE 染色），下颌下腺切片（HE 染色），胰岛免疫组织化学染色切片一组（示各种内分泌细胞），大肠切片（HE 染色），胃组织结构模型，小肠组织结构模型，肝小叶组织结构模型。

以上相应结构教学课件（幻灯片）和教学图片。显微镜，解剖镊，解剖盘。

【实验内容】

一、消化系统各部的解剖学结构

1. 口腔与咽

观察材料：头部正中矢状面标本或模型。

（1）口腔　前壁为上、下唇；侧壁为颊；上壁为腭，分前部的硬腭和后部的软腭；下壁为口腔底；后界为咽峡。口腔以牙列为界分为口腔前庭和固有口腔两部分。

舌：位于口腔底，上面（背面）有人字形界沟，界沟后 1/3 为舌根，前 2/3 为舌体与舌尖。舌背表面有许多黏膜突起，为舌乳头。白色丝绒状者为丝状乳头，鲜红色凸起者为菌状乳头，位于界沟前方 7～11 个较大隆起为轮廓乳头。另外，在幼儿舌体侧缘后部还有呈皱襞状的叶状乳头。

舌下面中间有一皱襞连于口腔底，称舌系带。舌系带根部的两侧有一对圆形突起，为舌下肉阜（是下颌下腺导管和舌下腺大导管的共同开口处）。

牙：分切牙、尖牙、前磨牙和磨牙，每个牙都可分为牙冠、牙颈和牙根三部分。

腭：前部为硬腭，后部为软腭。在软腭的游离缘中央有向下圆形突起，为悬雍垂。悬雍垂两侧有两对弓形皱襞；前一对为舌腭弓，向下延续至舌根；后一对为咽腭弓，向下移行于咽壁。两弓之间的隐窝内有腭扁桃体。由软腭后缘、两侧舌腭弓和舌根共同围成咽峡，是口腔和咽的分界处。

唾液腺：腮腺位于耳前下方皮下，其导管穿过颊肌开口于正对上颌第二磨牙的颊黏膜上；下颌下腺位于下颌骨体内面；舌下腺位于口腔底黏膜深面。下颌下腺导管和舌下腺大导管共同开口于舌下肉阜。

（2）咽 位于鼻腔、口腔和喉的后方，为漏斗形、前后略扁的肌性管道。咽的上方接颅底，下方在第六颈椎下缘高度延续为食管。咽向前经鼻后孔、咽峡、喉口分别与鼻腔、口腔和喉相通，咽以此分为鼻咽部、口咽部和喉咽部。

鼻咽部：相当于下鼻甲的后方，左右各有一个咽鼓管咽口，在后壁的黏膜内有丰富的淋巴组织，为咽扁桃体。

口咽部：位于软腭与会厌上缘平面之间，经咽峡与口咽相通。

喉咽部：位于喉口和喉的后方，是咽腔比较狭窄的最下部分。

2. 食管

观察材料：食管标本与模型，人体上半身解剖标本或模型。

食管位于脊柱的前方，气管的后方，上端和喉咽部相接，下端与胃贲门相接。有三处狭窄，第一个狭窄在咽与食管相接处，正对第 6 颈椎平面；第二狭窄在与左支气管相交叉处（相当于第 4、5 胸椎之间的椎间盘平面）；第三狭窄在食管穿经膈的食管裂孔处（平第 10 胸椎平面）。

3. 胃

观察材料：腹部解剖标本或模型，胃离体标本或模型。

胃大部分位于左季肋区，小部分（约 1/4）位于腹上区。胃与食管相接处的入口为贲门，与十二指肠相接的出口为幽门，胃上缘为胃小弯，下缘为胃大弯。在胃壁腔面有许多黏膜皱襞，在皱襞的表面有很多针眼大小的小窝，为胃小凹。

胃可分为四部：贲门部为靠近贲门的部分；胃底为向左上方膨出的部分；胃体为胃的中部；幽门部为胃的幽门附近部分。

4. 小肠

观察材料：腹腔解剖标本或模型。

小肠位于腹腔中部和下部。分为十二指肠、空肠、回肠三部分。

十二指肠：上连胃的幽门部，下续空肠。呈 "C" 形包绕胰头。可分为上部、降部、下部和升部。在降部的后内侧壁黏膜上有十二指肠大乳头，为胆总管和胰管的共同开口处。

空肠和回肠：借小肠系膜固定于腹后壁。空肠和回肠之间没有明显分界，空肠约占小肠全长的 2/5，位于腹腔的左上部，管壁较厚，血管分布较丰富；回肠约占小肠全长的 3/5，位于腹腔的右下部，管壁薄。

观察剖开的空肠和回肠标本可见黏膜表面有环形皱襞、绒毛、淋巴孤结和淋巴集结。

5. 大肠

观察材料：腹腔解剖标本或模型，盆腔正中矢状切面标本或模型，大肠解剖标本或模型。

大肠分为盲肠、阑尾和直肠三部分。

盲肠：位于右髂窝内，长约6～8cm，其内下方附有阑尾（蚓突），长约7～9cm。回肠末端突入盲肠，在开口的上、下各有一半月形皱襞-回肠瓣。

结肠：围绕在小肠周围，形似方框，介于盲肠与直肠之间，可分为升结肠、横结肠、降结肠和乙状结肠四部分。

直肠：位于盆腔内，骶、尾骨的前方，长约15～16cm。由第3骶椎前方起下行穿过盆腔终于肛门。

盲肠与结肠外部形态上有三个特点：①肠管表面有由纵行肌增厚形成的三条结肠带。②各结肠带间有很多横沟，相邻两横沟间为囊状结肠袋。③结肠带附近有许多大小不等的肠脂垂。

6. 肝

观察材料：腹腔解剖标本或模型，肝的离体标本或模型。

肝的大部分位于右季肋区，小部分在腹上区和左季肋区。上面（膈面）凸隆与膈接触，其表面借镰状韧带分为左、右两叶，左叶小而薄，右叶大而厚。肝的下面（脏面）中央有一横沟为肝门，有肝动脉、胆总管、门静脉和神经在此进出。右侧纵沟前段容纳胆囊，后段容纳下腔静脉，左纵沟内前半有肝圆韧带，后半有静脉韧带。肝的脏面以横沟和左、右纵沟为界，分成左叶、右叶、尾状叶和方叶。

7. 胰

观察材料：腹腔解剖标本，胰的离体标本或模型。

胰位于胃的后方，在第1、第2腰椎高度，横位于腹后壁。分为头、体、尾三部分，胰头被十二指肠包围，胰尾抵触脾门。

二、消化系统的组织结构

1. 食管壁

观察标本：食管切片（HE染色）。

肉眼观察：管腔呈不规则形，管壁由内向外依次为染紫红色的黏膜、浅红色的黏膜下层、红色的肌层和浅红色的外膜。黏膜和黏膜下层突向管腔形成皱襞。

低倍镜和高倍镜观察：分黏膜层、黏膜下层、肌层和外膜四层。

（1）黏膜层　由内向外分为三层。黏膜上皮为复层扁平上皮；固有膜为疏松结缔组织；黏膜肌层为纵行平滑肌。

（2）黏膜下层　系疏松结缔组织，含血管、淋巴管、神经和食管腺。食管腺是黏液性腺，导管穿过黏膜肌层开口于食管腔面。

（3）肌层　为内环行、外纵行两层肌组成，食管上部为骨骼肌，下部为平滑肌，中部为两种肌混合组成。两层肌之间有时可见到肌间神经丛，由数个神经细胞和无髓神经纤维组成。

（4）外膜　为薄层疏松结缔组织构成的纤维膜。

2. 胃壁

观察标本：胃底切片（HE染色）

肉眼观察：黏膜染紫蓝色，向外依次为浅红色的黏膜下层、红色的肌层和染色浅的外膜。

低倍镜观察：胃壁由内向外分为4层。

（1）黏膜层　由内向外分为三层。

上皮：为单层柱状上皮，细胞核居基底部，顶部胞质充满黏原颗粒呈浅染的透明区，细胞间分界清楚。上皮细胞与固有层内胃腺上皮相延续。

固有层：为结缔组织，含血管、淋巴组织、散在的平滑肌细胞和大量的胃底腺。胃底腺为单管状腺，腺腔小，由染成不同颜色的细胞组成。

黏膜肌层：薄，由内环外纵两层平滑肌组成。

（2）黏膜下层　系疏松结缔组织，含较大的血管、淋巴管，有的可以见到黏膜下神经丛。黏膜下神经丛由数个神经细胞和无髓神经纤维组成，神经元胞体多呈圆形或椭圆形，细胞核大，核仁明显。

（3）肌层　较厚，由内斜行、中环形、外纵行的平滑肌组成。

（4）外膜　系浆膜，由疏松结缔组织和外表面的间皮构成。

高倍镜观察：胃底腺由5种腺细胞组成，重点观察壁细胞和主细胞。

壁细胞：在胃底腺的颈部和体部较多，细胞较大，呈圆形或三角形，细胞核圆形，常有双核，居细胞中央。胞质染红色。

主细胞：数量多，在胃底腺的体部和底部较多。细胞呈柱状或锥体形。细胞核圆形，位于基底部。胞质染蓝色。

颈黏液细胞：数量少，位于腺管颈部。细胞呈柱状或杯状。细胞核扁圆形或三角形，位于基底部。胞质充满黏原颗粒。

其他细胞在标本上不易区分。

3. 小肠

观察标本：十二指肠纵切片（HE染色）。

肉眼观察：黏膜染紫红色，向外依次为黏膜下层、肌层及外膜。黏膜和黏膜下层向管腔内突起形成环状皱襞。

低倍镜和高倍镜观察：十二指肠壁由内向外分4层。

（1）黏膜　由黏膜层、黏膜下层和黏膜肌层组成。

上皮：为单层柱状上皮，主要由柱状细胞构成，含少量的杯状细胞。游离面有薄层染红色线状结构为纹状缘，其他细胞在标本上不易辨认。

固有层：为结缔组织，含大量肠腺、丰富的毛细血管、毛细淋巴管、神经、散在的平滑肌细胞及淋巴组织，固有层和黏膜上皮共同形成伸向肠腔的指状突起——绒毛。小肠腺为单管状腺，开口于相邻的绒毛之间，细胞组成与小肠上皮相似，小肠腺底部有染色较浓成群分布的潘氏细胞（有时标本上不易看到）。

黏膜肌层：为内环外纵两层平滑肌。

小肠绒毛：绒毛内有丰富的毛细血管断面。绒毛的中央可见管腔较大，由单层内皮构成的中央乳糜管。管周围有散在的平滑肌束。

（2）黏膜下层　为疏松结缔组织，有丰富的血管和十二指肠腺，在靠近肌层处有时可以找到黏膜下神经丛。

（3）肌层　有两层平滑肌，内环行，外纵行。两层肌肉之间的结缔组织中可以找到肌间神经丛。

（4）外膜　为纤维膜或浆膜，因取材问题切片上一般为浆膜。

4. 结肠

观察标本：结肠纵切片（HE 染色）

肉眼观察：肠壁的黏膜染紫色，向外依次为黏膜下层、肌层及外膜。黏膜和部分黏膜下层向肠腔内的突起为半环形皱襞，肌层局部的膨大为结肠带。

低倍镜和高倍观察：

（1）黏膜层　分黏膜上皮、固有层、黏膜肌层三层。

黏膜上皮：为单层柱状上皮，含较多的杯状细胞。

固有层：含大量肠腺和较多淋巴组织。肠腺为单管状腺，开口在黏膜表面。细胞组成与上皮相同。

黏膜肌层：为内环形、外纵行两层平滑肌。

（2）黏膜下层　主要为疏松结缔组织，含较大的血管、神经、淋巴管及脂肪细胞，无肠腺。

（3）肌层　由内环形和外纵行两层平滑肌组成。外纵行肌在局部增厚形成结肠带。

（4）外膜　为纤维膜或浆膜。

5. 胰

观察标本：胰腺切片（HE 染色）

肉眼观察：胰腺由许多紫红色小块（即胰腺小叶）组成。

低倍镜观察：胰腺表面有薄层结缔组织被膜，被膜伸入腺体内将腺分为许多胰腺小叶，小叶间结缔组织较少，故分界不明显。小叶内有许多紫红色的细胞团（浆液性腺泡）及单层立方上皮构成的管道，二者组成胰腺的外分泌部。腺泡间可见散在的大小不等的浅染细胞团，为胰腺的内分泌部，即胰岛。

高倍镜观察

（1）浆液性腺泡　由锥体形的浆液性腺细胞组成，细胞核圆形，染紫色，位于基底部，胞质基部嗜碱性，着紫蓝色，顶部胞质内充满嗜酸性的颗粒。腺泡腔小而不规则，腔面常见有几个染色较浅的扁平细胞，即泡心细胞。

（2）导管　闰管管径很细，管壁薄，由单层扁平上皮组成，在某些部位可以看到闰管与泡心细胞相延续。小叶内由单层立方上皮围成的导管为小叶内导管。小叶间由单层立方上皮或单层柱状上皮围成的小管为小叶间导管。

（3）胰岛　为染色浅，大小不等的细胞团，周围有少量结缔组织与腺泡分隔。胰岛细胞多呈索状或团状排列，细胞呈圆形、椭圆形或多边形。胞核圆，位于细胞中央。细胞质一般染浅红色。

6. 肝

观察标本：猪或人肝脏切片（HE 染色）

肉眼观察：标本染紫红色处为肝小叶，染色浅的地方为门管区。

低倍镜观察：可见肝脏被结缔组织分隔成许多多边形的肝小叶，每个小叶中心有一条中央静脉。肝细胞以中央静脉为中心，排列成索状（肝细胞索）向小叶周边作放射状排列。肝细胞索有分支，互相连接成网状。肝细胞索之间的不规则腔隙为肝血窦。注意：人的肝小叶常连成一片，分界不清。

小叶之间有些近三角形的结缔组织区域为门管区，其中有三种伴行的管道：小叶间动脉管径较小，管壁较厚；小叶间静脉管径大，管腔常呈扁隙状，管壁薄；小叶间胆管多圆形，管腔较小。

高倍镜观察

（1）中央静脉　管壁薄且不完整，可见血窦的开口。

（2）肝细胞　肝细胞呈多边形，细胞质染红色。核圆形，位于细胞中央，染色浅，可见核仁，有的细胞可有两个核。

（3）肝血窦　肝血窦的腔较大且不规则，内有血细胞，窦壁由内皮细胞组成。内皮细胞多为梭形，核扁圆形。在血窦腔内，除染红色的血细胞外，还可见一种体积较大、形态不规则、核多为卵圆形、胞质染色较红的细胞，为肝巨噬细胞（枯否细胞）。

（4）小叶间胆管　管壁由单层立方上皮或单层柱状上皮组成。

7. 下颌下腺

观察标本：下颌下腺切片（HE 染色）

肉眼观察：标本由许多不规则的紫红色小块组成。

低倍镜和高倍镜观察：腺的表面有薄层结缔组织被膜，被膜伸入腺内将腺分为一些不规则的小叶。小叶内含有大量的腺泡、导管及少量结缔组织。下颌下腺为复管泡状的混合性腺。其中黏液性及混合性腺泡较少，浆液性腺泡较多。

（1）浆液性腺泡　由浆液性腺细胞组成，数量多，与胰腺外分泌部的腺泡细胞相似。

（2）黏液性腺泡　由黏液性腺细胞组成，数量较少，细胞呈锥体形或高柱状，胞质染蓝色或呈空网状，核扁圆形靠近基底部。

【示教】

1. 小肠切片（镀银染色）

低倍与高倍镜观察：切片染成金黄色，在黏膜上皮和肠腺中可见分散存在的黑色细胞，有长梭形、长颈瓶状、高脚杯状等形态，在游离面或基底面常可见到释放的黑色分泌颗粒。

2. 小肠肌间神经丛铺片（镀银染色）

可见染成棕黑色的多突起的神经元，胞体多呈椭圆形，细胞核大，核仁明显，胞突细长互相交织成网。

3. 示胆小管肝切片（硝酸银注射染色）

胆小管染成黑色或棕黑色，呈直角弯曲走行和分支，分支吻合成网。

4. 胰岛免疫组织化学染色切片（一组）

A 细胞染色切片：可见胰岛的 A 细胞分布于胰岛的浅层，数量较少。

B 细胞染色切片：可见胰岛的 B 细胞分布于胰岛的深层，数量较多。

D 细胞染色切片：可见胰岛的 D 细胞分布于胰岛的周边分散存在，数量极少。

5. 舌下腺切片（HE 染色）

低倍镜与高倍镜观察：结缔组织将腺组织分隔成小叶，小叶内主要由腺泡、导管和少量结缔组织组成，染色相似于颌下腺。腺泡多为混合性腺泡，黏液性腺细胞多构成腺泡的主体，浆液性腺泡多呈半月状附着在腺泡的周边。导管结构与颌下腺相似。

【问题讨论】

1. 上腹部有哪些器官，它们的位置关系如何？

2. 小肠在适应消化吸收功能方面产生了哪些适应性结构？

3. 在显微镜下如何区分食道、胃、十二指肠、结肠的切片？它们各具有哪些结构特点？

4. 试总结肝内血液循环路径和胆汁排出路径。

实验二十六　家兔离体小肠段平滑肌生理特性

【实验目的】

1. 学习小肠段灌流实验方法。
2. 观察小肠段运动的特性，了解各种因素对小肠平滑肌运动的影响。

【基本原理】

高等动物消化道平滑肌除具有肌肉组织的兴奋性、收缩性外，还具有传导性、自动节律性收缩、紧张性收缩、收缩缓慢、对某些理化因素敏感性，以及兴奋性低、富有伸展性等生理特征。这些特性在体内受中枢神经系统和体液因素的调节。将离体小肠组织置于模拟体内环境的溶液中，可保持一定时间的功能。

【主要器材】

家兔（或其他动物）。台氏液，1∶10000 肾上腺素，1∶100000 乙酰胆碱，1%$BaCl_2$ 溶液，1mol/L HCl 溶液，1mol/L NaOH 溶液，阿托品针剂。恒温平滑肌槽，"生物医学信号采集处理系统"，张力换能器，手术器械一套，注射器，纱布，棉线，万能支架，双凹夹，温度计，细塑料管（或乳胶管），长滴管，缝针，丝线。

【方法与步骤】

1. 安装与调试恒温平滑肌槽：在水浴槽内加上适量的自来水，在储液槽与标本槽内加上台氏液。将标本固定架连上通气管，并放入标本槽内，调节充气速度，使小气泡接连不断。加热水浴槽水温至 37℃。

2. 开启与调试"生物医学信号采集处理系统"，打开电脑进入"生物医学信号采集处理系统"，下以 BL-420/820 为例设置仪器参数：点击"实验项目"菜单，选择"消化实验"项目中的"消化道平滑肌生理特性"，即可进入实验记录状态。此时仪器参数为：采样率为10Hz，时间常数DC，滤波 20Hz，扫描速度 10s/div，增益 20mV。如果使用的"生物医学信号采集处理系统"内没有设置相应的参数，可按以上参数设置。

3. 准备标本：用锤子或棍子猛击兔子头枕部致其昏迷，剖开腹腔，找到十二指处，剪取一段十二指肠，用注射器抽吸冷台氏液冲洗肠内容物，而后放入冷台氏液内储存。

4. 安装记录装置：如图 10-1 所示（彩图见封三）。①将张力换能器固定于万能支架上，将换能器的输出线插入"生物医学信号采集处理系

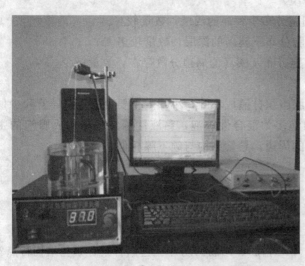

图 10-1　离体小肠灌流与收缩记录装置

统"信号输入第一通道插孔内；②剪取一段长 1.5cm 的小肠段，用缝针将其两端结扎，一端固定于标本固定架的固定钩上，连同标本固定架放于标本槽内（注意通气），另一端固定于张力换能器的悬梁臂上，使固定线松紧适度，并且不能贴壁。记录肠收缩曲线，如波形大小不合适可调节第一通窗口大小、标尺单位与扫描速度。

5. 记录正常曲线：等小肠在浴槽内收缩稳定约 5min 后，记录正常曲线。

6. 向标本槽内依次加入下列各种药物。每加入一种药物后，观察和记录肠段运动变化。当出现明显变化后，立即更换新鲜 37℃ 台氏液，再在 2～4min 更换新鲜 37℃ 台氏液 2 次，等小肠段收缩稳定后再加入下一种药物，重复以上过程。

阿托品	2 滴
乙酰胆碱（1∶100000）	2 滴
肾上腺素（1∶10000）	2 滴
$2\%BaCl_2$	2 滴
HCl（1mol/L）	2 滴
NaOH（1mol/L）	2 滴

【注意事项】

1. 小肠标本一定储存在冷的台氏液（0～10℃）中。
2. 实验过程中标本槽内台氏液的量要保持一定高度。
3. 乙酰胆碱、肾上腺素溶液要现配现用。
4. 每次滴加的药品不要直接滴在肠段上。

【探究启导】

1. 根据本实验的原理，可以继续探索一些其他物质对小肠运动的影响，如激素（如甲状腺激素、性激素）、麻醉药（如戊巴比妥钠、氨基甲酸乙酯）、口服药物等，试设计实验探索一两种物质对小肠段运动的影响。注意：使用物质浓度的设计很重要。

2. 本实验用的是兔小肠始段，小肠末段是否与小肠始段的特性有区别？试设计实验并检验之。

【问题讨论】

1. 离体小肠平滑肌具有自动节律收缩特性，其产生机制如何？
2. 储备离体小肠段为什么用冷台氏液？
3. 根据本实验结果说明正常机体内植物性神经对小肠的调节作用。
4. 在实验中可以看到小肠明显的收缩与舒张，而如果将悬吊小肠的线放松，小肠的收缩与舒张还那么明显吗？为什么？

实验二十七　迷走神经与交感神经对消化道运动的调节作用

【目的要求】

1. 观察动物在体胃肠运动的方式。

2. 学习家兔腹部手术及内脏大神经、膈下迷走神经分离术。

3. 观察植物神经对胃肠运动的调节。

【基本原理】

胃肠道最基本的运动形式是紧张性收缩和蠕动,在小肠还有分节运动等。胃肠道运动受交感神经与副交感神经调节,交感神经抑制胃肠运动(括约肌相反),副交感神经则使胃肠运动加强(括约肌相反)。

【主要器材】

家兔(实验前1h左右需喂食),常用手术器械,保护电极,生物信号采集处理系统(或刺激器),注射器,兔手术台,20%(或25%)氨基甲酸乙酯,乐氏液,阿托品(0.5mg/ml),新斯的明(1mg/ml)。

【方法与步骤】

1. 麻醉和固定:同"实验二十一"耳缘静脉注射20%氨基甲酸乙酯溶液(5ml/kg),待动物麻醉后,仰卧固定在手术台上。

2. 同"实验二十一"进行颈部手术,分离一侧颈部迷走神经并穿双线备用。分离气管,切除喉下面一段长约3cm的气管(以便观察食管的蠕动)。在气管的近肺断端插入气管插管,以丝线结扎固定。

3. 剪去胸骨剑突下腹部被毛,从剑突下方用手术刀沿正中线切开腹部皮肤10cm,而后用止血钳提起切口处腹壁肌,沿腹白线用手术刀切开或用手术剪剪开一小口,而后用手术剪沿腹白线剪开腹壁达皮肤切口大小。在膈下食管的末端找到迷走神经的前支,仔细分离,并套上保护电极。在左侧腹后壁肾上腺的上方找到左侧内脏大神经,仔细分离,并套上保护电极(图10-2)。

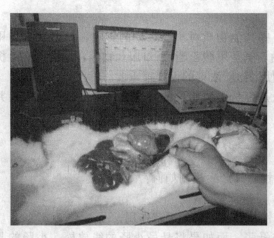

图 10-2 植物神经对消化运动的调节实验装置图

4. 开启"生物医学信号采集处理系统",点击"实验项目"菜单选择"自定义实验"模块,弹出"用户自定义实验项目"设置对话框后,不用设置直接点击"确定"进记录状态,点击"分时复用区"的"刺激参数调节区"按钮,弹出刺激参数调节区,选择刺激方式为连续单刺激,刺激频率为10Hz,刺激强度为1V,波宽为1ms。

5. 观察下列实验项目

(1) 观察正常情况下食管有无蠕动。

(2) 刺激颈部迷走神经,观察有无吞咽活动及食管蠕动波发生。

(3) 观察正常情况下胃和小肠的运动形式,注意其紧张度(可用手指触摸胃以测其紧张度)。

（4）刺激膈下迷走神经，观察胃、肠运动变化。

（5）刺激左侧内脏大神经，观察胃、肠运动变化。

（6）由耳缘静脉注射新斯的明 0.2～0.3mg，观察胃、肠运动变化。

（7）由耳缘静脉注射阿托品 0.5mg，再观察胃肠运动的变化。

【注意事项】

1. 实验前给动物少量喂食。

2. 为避免腹腔内温度下降及消化管表面干燥而影响胃肠运动，应经常用温热的生理盐水湿润。

3. 切除气管时注意不要损伤食管与气管之间的喉返神经及血管等。

【探究启导】

1. 副交感神经通过释放乙酰胆碱，交感神经通过释放去甲肾上腺素调节胃肠运动，试设计实验证明内脏大神经与迷走神经释放的递质分别是去甲肾上腺素和乙酰胆碱。

2. 本实验仅以肉眼观察的方法判断胃肠运动强度的变化，如果胃肠运动的强度能够用仪器客观地记录下来，则能更好地反映胃肠运动的变化，试设计用仪器记录在体胃肠运动的实验。

3. 消化道运动受多种因素影响，试设计实验探究温度、某种激素等因素对在体消化道运动的影响。

【问题讨论】

1. 试解释刺激迷走神经引起喉、食管运动与吞咽动作的机制。

2. 试解释刺激内脏大神经与迷走神经前根胃肠运动变化的机制。

3. 试解释静注新斯的明、阿托品引起胃肠运动变化的机制。

第十一章 泌尿系统

===== 实验二十八 泌尿系统器官的形态结构观察 =====

【试验目的】

1. 了解泌尿系统的组成与功能，掌握肾的位置、形态和解剖学结构，熟悉输尿管、膀胱的位置与形态。

2. 掌握肾的组织结构，了解膀胱的组织学结构。

3. 了解女性尿道的特征。

【主要器材】

腹腔后壁器官解剖标本，腹腔后壁器官解剖模型，泌尿系统解剖模型，男、女性盆腔正中矢状切标本，显示膀胱三角和男性尿道前列腺部后壁的标本，肾的解剖浸制标本，肾的解剖模型，新鲜猪肾，肾组织切片。

以上相应结构教学课件（幻灯片）和教学图片。显微镜，解剖器械一套，解剖盘。

【实验内容】

一、肾

1. 肾的位置、形态与被膜

观察材料：腹腔后壁器官解剖标本，腹腔后壁器官解剖模型，泌尿系统解剖模型，新鲜猪肾。

（1）位置：肾位于腹腔后上部，于脊柱两旁呈八字形排列，紧贴腹后壁，左肾上端平第11胸椎体下半，下端平第2腰椎体下缘；右肾比左肾低半个椎体高度。

肾的邻位器官：左、右肾后面基本相同，上部与膈相贴，下部贴腹壁肌肉。右肾上 3/5 接触肝，下 2/5 接触结肠右曲，近内侧缘处接触十二指肠降部，上端近内缘处接右肾上腺。左肾上 1/3 接触胃，中 1/3 接触胰，下 1/3 接触空肠，外侧缘上半接触脾，下半接触结肠左曲，上端近内缘处接触左肾上腺。

（2）外形：肾似蚕豆形，表面光滑，红褐色，可分为上、下两端，内、外侧两缘，前、后两面。内侧面中部凹陷，为肾门，内有肾动脉、肾静脉、淋巴管、神经和肾盂等出入，肾门向肾内凹陷形成一腔，为肾窦。

（3）被膜：肾表面有一层紧贴肾表面的半透明坚韧薄膜，用手术刀在肾表面划破就可从肾表面剥下来，这是肾纤维囊；在肾纤维囊外面为较厚的脂肪组织，即肾脂肪囊；在脂肪囊前、后面各有一层较坚韧的致密结缔组织膜，为肾筋膜。

2. 肾的解剖学结构

观察材料：肾的解剖浸制标本，肾的解剖模型，解剖新鲜猪肾。

在肾的冠状切面上可见肾中央近肾门处为肾窦，内有肾的血管、脂肪组织和肾盏、肾盂等。

肾实质深层有一个个扇形的结构，颜色较淡，为肾锥体的切面；肾锥体上有明显的放射状条纹，为髓放线；肾锥体的尖端朝向肾窦，表面光滑，为肾乳头。肾乳头外套绕着膜性小管，为肾小盏；2~3 个肾小盏汇合成一个较大的膜性管，为肾大盏；所有的肾大盏（2~4个）汇合成一个扁平的漏斗状的囊，即肾盂。肾盂出肾门，在近肾下端处移行为输尿管。

肾实质浅层呈红褐色，有细密的小红点（肾小体），并有与肾髓质对应的放射条纹，即髓放线。部分肾皮质伸入到肾锥体之间，为肾柱。

3. 肾的组织学结构

观察标本：小鼠肾组织切片（HE 染色）

肉眼观察：表面深红色部分为皮质，深层浅红色部分为髓质，近肾门处着色淡的部分为肾窦。

低倍镜观察：表面覆以致密结缔组织被膜，皮质内纵行的管道束为髓放线，与深部髓质相连，其中有近端小管直部、细段、远端小管直部和集合小管。髓放线之间的部分为皮质迷路，含有许多球形的肾小体。在肾小体周围布满大小不一的小管断面，染色较红、管壁较厚、管腔不规则的为近曲小管，染色浅淡、管壁较薄、管腔相对规则的为远曲小管。髓质内有大量不同断面的小管，管腔较大，管壁细胞立方形或矮柱状，边界清楚，胞质较透明的小管为集合管；管径较小，管壁细胞扁平的小管为肾小管细段。近皮质处还有近端小管直部和远端小管的直部。皮质和髓质交界处常见较大的弓状动、静脉的断面，皮质内有小叶间动、静脉的不同断面，髓质内有直小动、静脉的不同断面。

高倍镜观察

(1) 皮质迷路

肾小体：散在分布于皮质内，由血管球和肾小囊组成。血管球由袢状毛细血管盘曲而成，染成紫色。血管球外包有双层肾小囊，脏层是有突起的足细胞，紧贴于血管球的毛细血管外，外形不易分辨，其胞核较大、染色浅，突向肾小囊腔。壁层为单层扁平上皮，在血管极与脏层相续连，在尿极与近端小管相接。脏层与壁层之间的腔隙是肾小囊腔。有的肾小体在血管极处与入球或出球微动脉相连，动脉管腔细小。

近曲小管：大多为横切面或斜切面，管径较粗，管腔较小，管腔不规则，管壁由单层立方皮或锥形上皮细胞组成。胞体较大，胞质嗜酸性，颜色深红，细胞界限不清；核圆形，位于基底部。游离面有一层红色的刷状缘，但常在制片时脱落，故游离面多显不规则。

远曲小管：与近曲小管相比，管腔大而规则，管壁为单层立方上皮。细胞体积较小，胞质染色较浅，核居中。腔面无刷状缘。

致密斑：在肾小体血管极处远端小管近肾小球一侧的上皮细胞呈高柱状，排列紧密，分界不甚清楚。胞核密集位于细胞顶部，染色稍深。

近血管球细胞：个别肾小体血管极处可见入球小动脉。入球小动脉管壁上有一些球形或多边形细胞，此为入球小动脉管壁平滑肌特化而成的近血管球细胞。

(2) 髓放线　小管多为纵切。

近端小管与远端小管直部：结构分别与近曲小管、远曲小管相似。

细段：管径细小，管壁由单层扁平上皮构成，细胞呈扁平状，胞质较红，核略突入管腔。上皮细胞较毛细血管内皮细胞厚，并管腔较大，注意与毛细血管的区别。

集合小管：管径粗，管壁由单层立方渐变成高柱状上皮，细胞排列整齐，细胞界限清楚。胞质染色浅而清亮。

（3）髓质　近皮质部分可见近端小管与远端小管的直部，其余主要为集合小管和细段的切面。

二、输尿管

观察材料：腹腔后壁器官解剖标本，腹腔后壁器官解剖模型，泌尿系统解剖模型，男、女盆腔正中矢状切标本。

（1）形态与走行　输尿管为细长的肌性管道，左右各一，长约 $25 \sim 30 cm$，上接肾盂，下通膀胱。

输尿管沿腰大肌前面下降，达小骨盆入口处分别跨越右髂外动脉和左髂总动脉前，然后沿盆腔侧壁弯曲向前，从膀胱底的外上角斜穿膀胱壁开口于膀胱腔。全长可分为腹部、盆部、膀胱壁内部。

（2）三个狭窄　输尿管全长有三个狭窄，即：肾盂与输尿管移行处、小骨盆入口处、膀胱壁内段。

三、膀胱

观察材料：泌尿系统解剖模型，男、女盆腔正中矢状切标本，显示膀胱三角和男性尿道前列腺部后壁的标本。

形态与位置：膀胱空虚时呈三棱锥体形，分尖、体、底、颈四部分。尖朝向前上方；底朝向后下方；颈为底的下角处，接尿道。膀胱腔面有许多皱襞，而膀胱底的腔面光滑无皱襞，为膀胱三角。

毗邻器官：前下壁接触耻骨联合后面，其间有结缔组织及密布的静脉丛。在女性，底与子宫、阴道贴邻，下方贴邻尿生殖隔。在男性，底与输精管壶腹、精囊腺和直肠贴邻，下方邻接前列腺。

四、女性尿道

观察材料：女性盆腔正中矢状切标本。

女性尿道位于阴道前方，开口于阴道前庭的阴道口前方，特点是粗、短、直。

【问题讨论】

1. 根据泌尿小管各段的结构特点，阐述泌尿小管各段结构与功能是如何相适应的。
2. 观察肾小体时经常发现致密斑，而近血管球细胞则不易观察到，为什么？
3. 详细阐述尿液产生和排除的途径。
4. 尿路结石容易嵌顿在何处？
5. 为什么女性容易患尿路感染？

实验二十九　影响尿生成的因素

【目的要求】

1. 学习用输尿管插管技术记录尿量的方法。

2. 观察几种因素对肾泌尿机能的影响。

【基本原理】

尿的生成包括三个过程，即肾小球的滤过作用，肾小管和集合管的重吸收作用，肾小管和集合管的分泌作用。凡是影响这些过程的因素均可影响尿的生成而引起尿量的改变，肾血流量是影响肾小球滤过作用的主要因素；交感神经、肾上腺髓质激素等调节着肾血管的活动，进而影响肾小球滤过作用；盐皮质激素、抗利尿素是调节肾小管、集合管重吸收与分泌排泄作用的关键因素；血容量、血钠水平等会引起盐皮质激素或（和）抗利尿素的分泌，进而影响肾小管、集合管的重吸收与分泌排泄作用；小管液物质浓度也直接影响着肾小管重吸收作用。

【主要器材】

家兔，兔手术台，常用手术器械，止血钳，生物医学信号采集处理系统，压力传感器，保护电极，受滴器，动脉插管，输尿管插管（自制），气管插管，接尿器皿，注射器（2ml、20ml），秒表，20％或25％氨基甲酸乙酯溶液（或32％的乙醇），温热生理盐水（38℃），肝素（125U/ml），10％葡萄糖溶液，肾上腺素（1：10000）溶液，ADH（5U/ml）。

【方法与步骤】

1. 麻醉、固定及颈部手术：按"实验二十一"方法对家兔进行麻醉、固定、颈部手术、气管插管、颈总动脉插管术，并将压力传感器输出导线插入"生物医学信号采集处理系统"信号输入第一通道插孔内，记录血压。

2. 腹部手术及输尿管插管：在下腹部耻骨联合上方剪去被毛，沿正中线切开皮肤，而后沿腹白线剪开腹壁，剪口以能将膀胱拉出体外为度，仔细辨认并分离一侧输尿管，在近膀胱处用线结扎，另穿一线打活结备用，用眼科剪在管壁上剪一斜向肾侧的小口，将输尿管插管插入输尿管，并用备线结扎固定（图11-1）。

3. 开启与调试"生物医学信号采集处理系统"：打开电脑进入"生物医学信

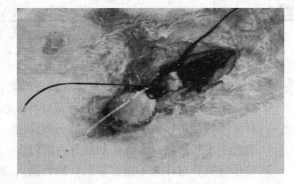

图 11-1 输尿管插管图

号采集处理系统"，下以 BL-420/820 为例设置仪器参数。点击"实验项目"菜单，选择"影响尿生成因素"项目，系统即可进入实验信号记录状态。此时仪器参数为：采样频率50Hz，时间常数DC，滤波20Hz，扫描速度1s/div，增益为10mV。如果使用的"生物医学信号采集处理系统"内没有设置相应的参数，可按以上参数设置。

4. 安装受滴装置，将记滴器输出导线插入"生物医学信号采集处理系统"信号输入第二通道插孔内，固定记滴器于万能支架上，使输尿管插管流出的尿液滴在记滴器探头上，记录正常尿量（滴/min）（图11-2）。无记滴器也可持秒表人工计数单位时间的产尿滴数。

5. 调节血压通道与记录尿滴通道的扫描速度一致，同时记录正常血压与尿量。

6. 实验观察

① 记录较稳定的血压与尿量后，由耳缘静脉注射温热生理盐水 30ml（速度稍快些），

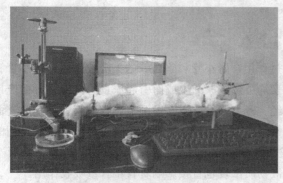

图 11-2　尿产生量记滴装置

观察并记录尿量变化。

② 尿量平稳后，同上法注射肾上腺素（1：10000）0.2～0.5ml，观察记录尿量变化（约 2min 后出现明显变化）。

③ 尿量平稳后，同上法注射 15ml 10%葡萄糖溶液，观察并记录尿量变化。

④ 尿量平稳后，同上法注射 ADH 2U，观察并记录尿量变化（约 5min 后出现明显变化）。

⑤ 颈总动脉处分节段放血，分别放血 10ml、20ml、30ml，观察记录尿量变化。

⑥ 将实验结果填入表 11-1。

表 11-1　不同因素对家兔动脉血压、尿量的影响

影响因素	尿量/(滴/min)		变化率/%	血压/mmHg		变化率/%
	对照	实验		对照	实验	
生理盐水						
肾上腺素						
葡萄糖						
ADH						
放血 10ml						
放血 20ml						
放血 30ml						

【注意事项】

1. 实验前 1h 左右给家兔多喂些含水较多的食物（如果蔬类）。
2. 为保证尿液的产生，整个实验过程最好耳缘静脉滴注温热的生理盐水（30～40 滴/min）。
3. 麻醉可使动物体温降低，注意给动物保温，冬季保温不好易引起动物死亡。
4. 腹部手术切勿创口太大，如暴露内脏过多，可影响尿生成。
5. 输尿管插管时注意不能将输尿管插管插入输尿管外膜下。
6. 实验完毕后，用蒸馏水将压力换能器内的柠檬酸钠冲洗干净，以免干燥后钠盐沉积损毁换能器的应变片。

【探究启导】

1. 根据本实验方法设计实验探究某种药物、某种激素或某种离子对尿生成的影响。
2. 根据本实验方法试设计实验探究植物神经对尿量产生的影响。

【问题讨论】

1. 试分析静注生理盐水引起尿量变化的机理。
2. 试分析 ADH 引起血压及尿量变化的机理。
3. 试分析静注葡萄糖液引起尿量变化的机制。

第十二章　生殖系统与内分泌系统

实验三十　生殖系统与内分泌系统主要器官形态结构观察

【实验目的】

1. 了解男、女生殖系统和内分泌系统的组成与功能。

2. 掌握男、女生殖系统重要器官的位置、形态和解剖学结构，掌握男、女生殖系统重要器官的组织学结构。

3. 掌握重要内分泌腺的位置、形态和组织学结构

【主要器材】

男、女性盆腔矢状断面浸制标本，睾丸及附睾解剖标本，小动物睾丸切片（HE 染色），卵巢切片（HE 染色），子宫切片（HE 染色），颈部解剖浸制标本，甲状腺位置形态模型，腹腔后壁器官解剖标本，人脑标本，人脑解剖模型，甲状腺切片（HE 染色）、肾上腺切片（铬盐固定，HE 染色）、脑垂体切片（HE 染色）。

以上相应结构教学课件（幻灯片）和教学图片。解剖盘，显微镜，手术镊。

【实验内容】

一、男性生殖系统

（一）睾丸与附睾

观察材料：睾丸及附睾解剖标本。

1. 睾丸位置、形态与解剖学结构

睾丸位于阴囊内，左、右各一。睾丸为略扁的椭球形，表面光滑，呈蓝白色。睾丸矢状切标本上，可见最表层有睾丸鞘膜脏层；其深面有白色结缔组织膜，为白膜；白膜深面还有薄层富含血管的结缔组织，为血管膜。睾丸后缘白膜增厚，为睾丸纵隔。纵隔发出许多睾丸小隔伸入到睾丸实质中，把睾丸分成许多大小不等的小叶。

2. 附睾

紧贴于睾丸的上端与后缘。附睾上端膨大为附睾头，中部扁圆为附睾体，下端较细为附睾尾。附睾尾向上返折移行为输精管。

（二）输精管、射精管、前列腺、精囊、阴茎、男尿道

观察材料：男性盆腔矢状断面浸制标本。

1. 输精管

输精管从睾丸后缘上升到睾丸上端处进入精索，随精索从腹股沟管皮下环进入腹股沟管，在盆腔面从腹股沟管腹环穿出进入盆腔，并行至膀胱后面，在此处膨大为输精管壶腹，其末端变细在前列腺底部与精囊排泄管汇合成射精管。根据输精管的位置将输精管分为四部：睾丸部、精索部、腹股沟管部、盆部。

2. 射精管

射精管长约 2cm，穿前列腺底，开口于尿道前列腺部。

3. 精囊

位于膀胱后下方，长椭圆形，表面凹凸不平。下端有排泄管与输精管汇合。

4. 前列腺

位于膀胱下方，呈栗子形，上端宽大为前列腺底，贴邻膀胱颈，下端尖细邻接尿生殖隔。中央有尿道穿过。

5. 阴茎

表面包被皮肤，皮肤下为筋膜，筋膜包被着两条阴茎海绵体和一条尿道海绵体，其中尿道海绵体中央有尿道穿过。

阴茎分为头、体、根三部分。根部两条阴茎海绵体附着于耻骨下支；头部为尿道海绵体前端的膨大。尿道海绵体后端膨大为尿道球。

6. 男性尿道

起于膀胱颈处的尿道内口，贯穿前列腺和尿道海绵体，终于阴茎头部的尿道外口。全长根据所在的位置分为前列腺部、膜部（穿尿生殖隔处）、海绵体部。

（三）睾丸的组织结构

观察标本：小动物睾丸组织切片（HE 染色）

肉眼观察：标本为红色卵圆形。

低倍镜观察：睾丸表面为睾丸被膜，实质由睾丸小隔分为许多小叶，每个小叶内含大量大小不等的生精小管断面，小管间为睾丸间质。

高倍镜观察：生精小管上皮为复层上皮，薄层基膜外有数层长梭形细胞，为肌样细胞，生精小管腔内常有成熟的精子。生精小管的复层上皮由支持细胞和生精细胞组成，其中生精细胞又分精原细胞、初级精母细胞、次级精母细胞、精子细胞。睾丸间质为少量疏松结缔组织，内含丰富的血管，间质内可见单个或成群分布的间质细胞。间质细胞紫红色，胞体较大，圆形。

1. 支持细胞

数量较少，细胞轮廓不清，胞质染浅红色，细胞核较大，呈卵圆形，染色浅，可见明显的核仁和核膜。因支持细胞轮廓不清，故通常根据其核的特点来辨认。

2. 生精细胞

（1）精原细胞 紧贴基膜，1~2 层，圆形或椭圆形，体积较小，核圆形、染色深，可见分裂相。

（2）初级精母细胞 位于精原细胞浅面，有 1~3 层，在生精细胞中最大，胞质染色浅，核大、染色深，常呈分裂相。

（3）次级精母细胞 位于初级精母细胞浅面，大小似精原细胞，胞质色浅，核也常呈分裂相。由于这种细胞很快进行第二次成熟分裂，存在时间很短，切片中不易见到。

（4）精子细胞 位于生精小管腔面，数量多，体积小，胞质染红色，核圆而小，染色深。精子细胞多有尾突，尾突大小不等，有的已接近精子。精子细胞的胞体部仍附着在支持细胞上。

（5）精子　形似蝌蚪，头部主要为细胞核，染色深，尾部细长。精子也常附着在支持细胞上。

二、女性生殖系统

（一）女性内生殖器的位置、形态与解剖学结构

观察材料：女性盆腔矢状断面标本。

1. 卵巢

卵巢位于盆腔侧壁髂内、外动脉所夹的卵巢窝内，扁椭球形，如本人拇指头大小，略带灰红色，卵巢上方有卵巢悬韧带固定于盆壁上缘，下有卵巢固有韧带连于子宫角，卵巢前缘有卵巢门，并连于子宫阔韧带。性成熟后的卵巢表面凹凸不平。

2. 输卵管

左右各一，位于子宫两侧，内侧端连于子宫角，外侧端呈喇叭口状贴近卵巢上部。输卵管分四部分，即漏斗部、壶腹部、峡部和子宫部。

3. 子宫

位于盆腔中央，前邻膀胱，后邻直肠，下接阴道。成人子宫呈前后稍扁的倒置梨形，呈前倾前屈位。子宫上端宽大为子宫底，底的两侧为子宫角，接输卵管，下部缩细为子宫颈，子宫颈的下 1/3 伸入阴道内，底与颈之间的部分为子宫体。

子宫腔呈倒三角形间隙，上部在底、体之间为子宫体腔；下部在子宫颈内，为子宫颈管。

4. 阴道

位于尿道与直肠之间，腔呈横裂状，有环形皱襞，上端围绕子宫颈阴道部。

（二）女性内生殖器官组织结构

1. 卵巢

观察标本：小动物卵巢组织切片（HE 染色）

肉眼观察：标本呈卵圆形。外周紫红色区域为皮质，其内有大小不等的空泡即卵泡。标本中央染色较浅的区域为髓质。

低倍镜观察：表面覆盖单层扁平或立方上皮，其深层为薄层致密结缔组织性白膜。实质的外周部分为皮质，含有不同发育阶段的卵泡和闭锁卵泡，有的切片可见黄体。中央部分为疏松结缔组织性髓质，其中有丰富的血管、神经。

高倍镜观察

（1）原始卵泡　位于皮质浅层，数量很多，体积小。中央为一个初级卵母细胞，胞质丰富，核大而圆，核仁明显，周围为单层扁平的卵泡细胞。

（2）初级卵泡　由原始卵泡发育而来，比原始卵泡位置深、体积大。中央的初级卵母细胞增大，外周的卵泡细胞转变为单层立方状、柱状或复层。在初级卵母细胞与卵泡细胞之间出现了一层嗜酸性的红色薄膜，为透明带。卵泡周围的结缔组织富含梭形细胞，为卵泡膜。

（3）次级卵泡　由初级卵泡发育而来，体积更大。初级卵母细胞继续增大，卵泡细胞间出现了腔隙，有的卵泡腔隙已融合成一个大的卵泡腔，内含着粉红色的卵泡液。紧贴透明带的一层卵泡细胞柱状，呈放射状排列，为放射冠；其余数层卵泡细胞密集排列在卵泡腔周围，构成卵泡壁，为颗粒层。初级卵母细胞及其周围的卵泡细胞一起突向卵泡腔内形成隆

起，为卵丘。卵泡膜发育成两层，内层富含浅染的梭形细胞及毛细血管；外层为一般结缔组织。

（4）成熟卵泡 很大，可占据整个皮质厚度，并使卵巢表面隆起。结构与晚期次级卵泡相似，但卵泡液更多，颗粒层变薄。成熟卵泡的卵母细胞已经是次级卵母细胞。

（5）闭锁卵泡 初级卵泡和早期次级卵泡退化时，卵母细胞退变或消失，透明带皱缩，卵泡壁塌陷。卵泡腔内常见中性粒细胞和巨噬细胞；晚期次级卵泡退化时，卵泡膜内层细胞暂时性肥大，形成实心细胞团索，形似黄体，为间质腺。

（6）黄体 有些卵巢组织切片中可见到黄体。黄体体积较大，由不规则形的细胞索、细胞团组成，周围由结缔组织被膜包裹。黄体内有两类细胞，一是颗粒黄体细胞，位于中央，细胞体积大，数量多，多角形，核大而圆，胞质染色浅；二是泡膜黄体细胞，分布于黄体周边，数量少，细胞排列成条索状，细胞体积小，圆形或多角形，胞质染色深。

2. 子宫

观察标本：子宫组织切片（HE染色）

肉眼观察：标本染紫色的部分为子宫黏膜，染红色的部分为子宫肌层。

低倍镜与高倍镜观察：子宫壁由内向外分为三层，即黏膜、肌层、外膜，重点观察黏膜层。

（1）黏膜 黏膜上皮为单层柱状上皮。黏膜上皮向固有层结缔组织内凹陷形成管状的子宫腺，腺腔中份略膨大，腔内无分泌物。子宫腺间的结缔组织内，梭形或星形的基质细胞较多，胞体较大，另可见很多小血管的断面。固有层近腔面为功能层，较厚而疏松；深层为基底层，较薄而致密，细胞数量多，两层分界不明显。

（2）肌层 很厚，平滑肌纤维成束，交错排列，故不能明显分层。束间有少量结缔组织。

（3）外膜 薄，为浆膜。

与增生期子宫相比，分泌期子宫内膜有以下特点：内膜增厚，子宫腺增多，腺腔增大，腔内出现分泌物，小动脉断面增多，基质细胞增多变大。

三、内分泌腺

（一）甲状腺

1. 甲状腺的位置、形态

观察材料：颈部解剖浸制标本，甲状腺位置模型。

位置：甲状腺位于颈前部喉和气管的前面与两侧，上端可达甲状软骨中部，下端抵第6气管环。外被结缔组织囊，并紧密连附于喉及气管，故能随吞咽动作上下移动。

形态：略呈"H"形，棕红色，重约25g，由两个侧叶和中间一个峡部组成。侧叶略呈锥形，贴在喉和气管侧面。峡部连接两侧叶，位于第2~4气管环之间。大部分人在峡部还有一向上伸出的锥体叶。

2. 甲状腺的组织结构

观察标本：甲状腺组织切片（HE染色）

肉眼观察：标本为红色。

低倍镜观察：表面有由薄层结缔组织组成的被膜，腺实质中有大量含着粉红色均质状胶质的滤泡。滤泡间为结缔组织。

高倍镜观察

（1）滤泡　大小不等，呈球形、椭圆形或不规则形，由单层的滤泡上皮细胞围成。滤泡上皮细胞呈立方状。胞质着色浅，胞核为圆形。滤泡腔明显，腔内含着粉红色胶状物质。在靠近上皮细胞游离面的胶状物质中有时可见许多小空泡。

（2）滤泡间结缔组织　在滤泡上皮细胞之间或滤泡间的结缔组织中有一种胞体较大、胞质明亮、胞核较大的细胞，这是滤泡旁细胞。另外，滤泡间结缔组织中有丰富的毛细血管。

（二）肾上腺

1. 肾上腺的位置、形态

观察材料：腹腔后壁器官解剖标本或模型。

位置：左、右各一，附着于两肾的上端。与肾一起为肾脂肪囊和肾筋膜所包被。

形态：金黄色。左肾上腺呈半月形，较长；右肾上腺为三角形，较短。在矢状断面上可见分为浅层的皮质和中央的髓质两部分。

2. 肾上腺的组织结构

观察标本：肾上腺组织切片（铬盐固定，HE 染色）

肉眼观察：标本为卵圆形或不规则形，中间染色浅的区域为髓质，包绕髓质染成红色的区域为皮质。

低倍镜观察：表面为结缔组织被膜，被膜下为皮质，染色较红；中央染成紫蓝色的为髓质。皮质细胞明显地分为三个层次，浅层细胞呈球状、弧状排列，为球状带；中部呈条索状排列，为束状带；近髓质部细胞排列较乱，为网状带。

高倍镜观察

（1）皮质

① 球状带：细胞呈圆形或矮柱状，胞质弱嗜酸性，核圆形，染色较深。

② 束状带：细胞较大，为多边形，胞核圆形，较大，着色浅。浅层细胞的胞质因脂滴被溶解呈网状或含大量空泡，染色淡。深层的细胞胞质呈浅红色。

③ 网状带：细胞较小，形态及染色与束状带深层细胞相似。

在皮质的细胞团、束之间还可见到皮质的血窦。

（2）髓质　髓质由嗜铬细胞组成，细胞排列成团、索状，胞质内含有蓝绿色嗜铬颗粒；核大，圆形，染色浅，核仁明显。细胞间有丰富的血窦和结缔组织，有时可见少量散在的交感神经节细胞。髓质中可见中央静脉及其分支，腔大而管壁厚薄不均，管壁较厚处有纵行的平滑肌束。

（三）脑垂体

1. 脑垂体的位置、形态

观察材料：人脑整体标本，人脑解剖模型。

位置：位于颅底垂体窝内，借垂体柄连于下丘脑。

形态：呈横椭圆形，略带灰红色。

2. 脑垂体的组织结构

观察标本：脑垂体组织切片（HE 染色）。

肉眼观察：标本大部分染成红色的块状物，为腺垂体的远侧部。染成粉红色的部分为神经垂体的神经部。二者之间的狭窄部分为腺垂体的中间部。

低倍镜观察：表面为结缔组织被膜。远侧部腺细胞成团或索状排列。中间部位于远侧部与神经部之间，有大小不等的囊泡，由单层立方上皮围成，囊腔内有红色胶质。神经部染色浅。

高倍镜观察：远侧部腺细胞可分为三种。胞质红色者为嗜酸性细胞；数量较少、胞体较大、胞质染成蓝紫色的细胞为嗜碱性细胞；数量最多、体积小、胞质染色浅的细胞为嫌色细胞。远侧部内还有大量的血窦。神经部主要由无髓神经纤维和垂体细胞（神经胶质细胞）组成。垂体细胞核小，胞质少。神经部有散在淡红色均质小体，边界清楚，为赫令氏体，乃神经分泌物堆积而成。在神经部，还可见窦状毛细血管。

【问题讨论】

1. 试总结精液的来源与排出途径。
2. 卵泡在发育过程中都发生了哪些变化？
3. 肾上腺组织结构是如何分部的？
4. 脑垂体有哪些内分泌细胞？
5. 内分泌腺结构有哪些共同特点？

实验三十一　摘除小白鼠肾上腺对机体的影响

【实验目的】

1. 学习鼠类肾上腺摘除术。
2. 了解肾上腺皮质所分泌激素的生理功能。

【基本原理】

肾上腺髓质分泌的激素与交感神经功能相似，不是影响生命的主要激素；皮质分泌糖皮质激素、盐皮质激素、性激素。糖皮质激素除调节糖、蛋白、脂肪代谢外，主要是提高机体对伤害性刺激的抵抗力，摘除肾上腺后对有害刺激的抵抗力严重降低；盐皮质激素具有"保钠排钾"作用，摘除肾上腺后，机体的血钠水平会严重降低，而血钾水平升高，如果不补充钠离子会引起可兴奋细胞兴奋性降低，兴奋传导速度减慢，甚至引起循环衰竭等。

【主要器材】

小白鼠（或大白鼠）。碘酊，70％酒精，乙醚，生理盐水，可的松，1％NaCl溶液。手术器械一套，小动物解剖台，天平，滴管，秒表，温度计，烧杯，脱脂棉。

【方法与步骤】

1. 摘除实验组小鼠肾上腺　取同性小白鼠16只，分成4组，并称重编号。第1组为对照组，第2、3、4组为摘除肾上腺组。

将摘除肾上腺组的小白鼠放于大烧杯下，将浸有乙醚的棉球放于烧杯下。小白鼠麻醉后（不易麻醉过深）取出俯卧固定于小动物解剖台上，于最后一对肋至骨盆的区域备皮，即剪去被毛后用碘酊棉球消毒，而后用酒精棉球擦去碘。从最后胸椎向后沿背部正中线切开皮肤1～2cm（图12-1），在一侧背最长肌外缘分离肌肉，剪开腹壁，扩创，略将肝脏前推，暴露脂肪囊，找到肾脏，在肾脏的前方即可见到粉色绿豆大小的肾上腺，用小镊子在肾与肾上腺之间夹片刻，而后轻轻摘除肾上腺。用同样的方法摘除另一侧肾上腺。最后缝合肌层与皮肤，消毒。

对照组小白鼠也实施同上手术，但不摘除肾上腺。

2. 实验项目

（1）观察摘除肾上腺后动物水盐代谢和存活率的影响　给第 1 组（对照组）和第 4 组大白鼠只饮清水；给实验 2 组大白鼠只饮生理盐水；实验 3 组大白鼠饮清水外每日用滴管灌服可的松 2 次（每次 50μg），连续 3 天。观察比较各组大白鼠体重、体温、进食情况、肌肉紧张度等变化，解释其原因。

（2）观察应激反应　实验手术 3 天后，均喂清水，禁食 2 天。然后将各组大白鼠投入 2℃ 的水槽中游泳，观察记录各组动物溺水下沉的时间。对下沉大白鼠立即捞出，记录其恢复时间。分析比较各组大白鼠游泳能力和耐受力有何差别，并说明理由。

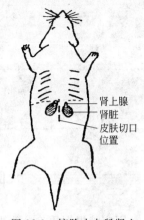

图 12-1　摘除小白鼠肾上腺手术位置

肾上腺
肾脏
皮肤切口位置

【注意事项】

1. 编号不能混，若为记号，不能脱色，记号方法可用黄色的苦味酸稀液在背部写上号码。

2. 实验结束后，应将动物杀死，剖验其肾上腺是否完全被摘除，手术部位有无发炎、化脓等情况。

【探究启导】

应激刺激种类很多，可根据此实验方法观察动物摘除肾上腺后不受任何因素影响的情况下对某种应激刺激的反应能力，试设计相关实验。

【问题讨论】

1. 通过实验结果，综合分析肾上腺对动物生命活动的影响。

2. 在实验中为什么要进行对照实验，应怎样考虑和设计对照实验？

附 录

附录1 常用固定液的配制

固定液根据用途分为两类，一类是尸体防腐保存固定液，另一类是组织切片制作固定液。尸体防腐保存固定液用于尸体防腐固定；组织切片制作固定液用于组织切片制作前使组织硬化和保存组织内部物质与结构。

一、尸体防腐固定液

尸体防腐固定液用于固定刚死后不久没腐变的人、动物尸体或某器官。防腐固定液分单一固定液和混合固定液，单一固定液多采用10%的福尔马林（即4%甲醛水溶液），有时也用70%酒精固定液。混合固定液多种多样，常分为含甲醛混合固定液和不含甲醛混合固定液。

含甲醛混合固定液常用配方见附表1。

附表1 含甲醛尸体防腐固定液配方

药品	常用比例	调整幅度	各种药品作用特点
福尔马林	10%	5%～15%	防腐固定作用强,但标本硬度较大
酒精	30%	0～70%	穿透力好,标本色泽好,但对脂肪及类脂有溶解作用
石炭酸(苯酚)	5%	0～10%	杀菌抗霉力强,固定保存的肌组织色泽不佳
甘油	10%	0～30%	能增加组织的柔软性、耐干性
水	45%		

为了消除甲醛的刺激气味，又常采用甲醛、酒精、氨水混合固定液，见附表2。

附表2 甲醛、酒精、氨水混合尸体防腐固定液配方

药品	常用比例	调整幅度	各种药品作用特点	药品	常用比例	调整幅度	各种药品作用特点
福尔马林	10%	5%～15%	见上表	麝香草酚	少许		抗霉力强
纯酒精	30%	0～70%	见上表	水	55%		
氨水溶液	5%		去除甲醛刺激气味				

不含甲醛的固定液多无刺激气味，固定的标本较柔软，但防腐固定作用较差。两个常用配方见附表3）。

附表3 不含甲醛尸体防腐固定液配方

药品	配方1	配方2	药品	配方1	配方2
明矾	10%	—	甘油	—	20%
纯酒精	—	20%	氯化钠	10%	—
石炭酸(苯酚)	5%	10%	水	75%	50%

二、组织切片制作固定液

组织切片制作固定液也分单一固定液和混合固定液。单一固定液由一种固定试剂配成；混合固定液是根据各种固定剂的特点由两种或两种以上固定剂配制而成的，即通过不同固定剂的配合，削弱某些固定剂的不足，突显固定效果。组织固定时要根据固定剂的特性选择固定液，现列表比较各种固定剂的特性（附表 4），供选择固定液时参考。

附表 4　几种常用固定剂的特点

药品	固定作用	缺　点
甲醛	渗透力强,固定均匀,对脂肪、神经及髓鞘、糖等固定效果好,细胞核易显色	经酒精脱水、二甲苯透明后组织收缩强烈
乙醇	能沉淀白蛋白、球蛋白。也能沉淀糖原、核蛋白。具有固定、硬化作用	能溶解脂肪,沉淀后的核蛋白、糖原溶于水,固定后应直接高浓度乙醇脱水。组织收缩较大并容易变硬
乙酸	能很好地沉淀核蛋白,对染色质的固定效果很好。穿透力很强。能使组织膨胀,与其他药剂配合使用起抑制其他固定剂对组织收缩的作用	能使组织膨胀,破坏线粒体和高尔基体,不宜单独使用
氯化汞 (HgCl₂)	能沉淀一切蛋白质。固定线粒体和高尔基复合体的效果较好	穿透力较弱,使组织收缩力强烈,不宜单独使用。有毒,易升华。会产生氯化亚汞沉淀(可在脱水时加0.5%碘酒处理)
苦味酸	能沉淀蛋白质,对胞质固定较好	穿透力很弱,使组织强烈收缩,不宜单独使用。使组织染成黄色(可在脱水时加入碳酸锂饱和溶液洗去)
重铬酸钾	穿透力强,能使蛋白质沉淀,固定脂肪较好,故对线粒体和高尔基复合器的固定较好,保持细胞质结构与生活状态相仿	影响细胞核染色(即碱性染料着色),不宜单独使用。有氧化性,与甲醛、乙醇的混合液不易久存
铬酸	强烈的沉淀剂,能良好地固定肝糖,用于固定线粒体和高尔基复合器等。不使组织收缩	穿透力弱,不宜单独使用。组织需经流水冲洗 12h以上,洗去铬酸,以防沉淀
锇酸 (四氧化锇)	固定脂肪的最好固定剂。能均匀固定蛋白质,保持细胞生活时形态,不引起细胞收缩,特别适用于线粒体、高尔基复合体的固定	价格昂贵,穿透速度很慢,毒性高,蒸气易损伤眼睛及黏膜
三氯乙酸	作用类似于乙酸,能沉淀蛋白质	似乙酸,对组织有膨胀作用,不宜单独使用

甲醛是最常用的单一固定剂，在免疫组织化学染色中多用中性甲醛固定液，其配法如下：

40%甲醛	100ml	磷酸二氢钠（$NaH_2PO_4 \cdot H_2O$）	4.0g
蒸馏水	900ml	磷酸氢二钠（Na_2HPO_4）	6.5g

以上各固定剂各有优缺点，如无水酒精可固定肝糖，但不能固定脂肪，因脂肪易溶于酒精。锇酸能固定脂肪，氯化汞对蛋白质固定较好，冰醋酸可以固定核蛋白等，它们只是对细胞的某些成分固定较好，而不能将所有成分都保存下来。如果互相配合使用，则能取长补短，得到较好的固定效果，只有了解药品的性质，才能清楚各混合固定剂的性能。下面介绍几种常用的混合固定剂（附表 5）。

附表 5　几种常用混合固定液配方

药品	Bouin's 液	Zenker's 液	Helly's 液	Heidenhain's (Susa's)液	Carnoy's 液	AF 液
40%甲醛	25ml		5ml	20ml		10ml
乙醇					60ml	90ml
乙酸	5ml	5ml		4ml	10ml	

续表

药品	Bouin's 液	Zenker's 液	Helly's 液	Heidenhain's (Susa's)液	Carnoy's 液	AF 液
氯化汞（HgCl₂）		5g	5g	4.5g		
苦味酸饱和水溶液	75ml					
重铬酸钾		2.5g	2.5g			
三氯乙酸				2g		
氯仿					30ml	
NaCl				0.5g		
蒸馏水		100ml	100ml	80ml		
配制方法	使用前配制	用前加冰醋酸	用前加甲醛	将氯化汞、氯化钠、三氯乙酸溶于蒸馏水中保存，用时加其他药品		
注意事项	固定后 75% 酒精洗涤		染色前需用碘去汞	染色前，用碘去汞	固定后直接入 95% 酒精洗涤脱水	
特点	使用范围广，HE 染色效果好	使用范围广，细胞核、细胞质染色较为清晰	是骨髓、脾、肝等良好固定剂。亦可保存线粒体	对较硬的组织有软化作用。固定后可直接入 95% 酒精洗涤脱水	细胞学制片常用固定液。常用于糖原、尼氏体固定	适于肥大细胞的固定

附录 2　石蜡组织切片标本的制作过程

石蜡组织切片标本是组织学教学过程的主要教学标本，了解石蜡组织切片制作过程对观察组织切片、理解组织切片的组织结构有重要意义，同时也是理解组织学现代研究技术的基础。现将石蜡组织切片标本制作过程作一简介。

一、组织固定

固定是将人或动物组织浸泡于固定液内的处理过程。固定的目的有以下几个方面：①破坏细胞内酶，防止细胞结构与成分再发生变化。②杀死外来细菌与霉菌，防止组织腐败。③凝聚、沉淀细胞内原有物质，使其不被溶解或消失。④使组织保持一定的硬度和弹性，使组织在以后的脱水、透明、浸蜡等过程不发生较大的扭曲或变形，尽可能保持细胞的原状。⑤使不同细胞或细胞内各种物质产生不同折光率，染色后便于识别细胞类型和细胞结构。⑥有些固定剂对组织的染色起媒染作用。

固定液的选择可根据组织性质和染色方法不同而选择，一般的组织常规染色常选用中性甲醛液、Bouin 液、Zenker 液等。

固定后的标本一般要水洗或酒精洗，其目的是洗去组织内存留的固定剂。

二、组织脱水

组织脱水是利用某些能与水相混合的化学试剂泡浸组织，把组织内水分逐步置换出来。脱水的目的是为组织浸蜡做准备。只有将组织内水分脱去，才能将脂溶性蜡浸入组织。

常用的脱水剂为乙醇。用乙醇脱水要由低浓度逐级上行至高浓度，一般经水洗的标本脱水顺序为：30％乙醇→50％乙醇→70％乙醇→83％乙醇→95％乙醇→100％乙醇→100％乙醇

（新）。如果标本是乙醇洗涤的，脱水应从洗涤乙醇浓度开始；如果标本是未经乙醇洗涤的，脱水应从固定液使用的乙醇浓度开始。每级脱水时间要根据材料的大小、硬度等确定，一般应为 0.5～3.0h，其中标本在 80％及以下浓度的乙醇中可以适当延长时间，而不易在高浓度乙醇存留时间过长，因高浓度乙醇，特别是纯乙醇对组织有硬化和脆化作用，脱水过程可人工操作，也可由脱水机完成。

脱水剂还有正丁醇、叔丁醇、丙酮、松脂醇等。

三、组织透明

组织脱水后如果脱水剂不能与蜡相溶，则不能浸蜡，因此用乙醇脱水的标本要经过一个浸蜡前的中间溶剂过程，即透明。透明过程还能提高细胞的透明程度，以便染色后观察细胞结构。

透明液多采用二甲苯。透明程序一般为：1/3 二甲苯＋2/3 乙醇→1/2 二甲苯＋1/2 乙醇→2/3 二甲苯＋1/3 乙醇→二甲苯→二甲苯（新）。每级需要 10～30min。为了简便常将"1/3二甲苯＋2/3乙醇"和"2/3二甲苯＋1/3乙醇"过程省略，但透明总时间不能减少。

二甲苯易使组织变硬变脆，特别是在高温下。故尽量在室温情况下透明，并根据观察到的透明情况，尽量缩短透明时间。透明过程可以人工操作，也可由脱水机完成。

透明剂还有甲苯、苯、香柏油等。

四、组织浸蜡与包埋

组织浸蜡是将石蜡浸入组织内，使组织各处硬度一致并适于刀片切割，还使组织内部有一定黏度，保证组织切成薄片时不致破碎。石蜡有低温硬蜡（熔点为 52～54℃）、中温硬蜡（熔点为 54～56℃）和高温硬蜡（熔点为 56～58℃），可根据室温选择，冬天用低温蜡，热天用高温蜡。浸蜡程序如下：1/2 二甲苯＋1/2 蜡（37℃，30min）→蜡（56℃，1h）→蜡（新，56℃，1h）→蜡（新，56℃，30min）。注意，在蜡内温度以使用蜡的熔点为依据，原则是高于蜡熔点温度 1～2℃。如果在热蜡内时间过长，特别是在二甲苯没除尽的情况下，会使组织收缩程度加大，并使组织硬度与脆性增加，不易切出完整的切片。

浸蜡后，在包埋盒或折叠的纸盒内将标本放于溶化的石蜡中，冷却后标本便包埋于蜡块中。

五、组织切片

使用切片机将组织切成薄片，切片的厚度主要根据便于观察的要求，凡染色时着色较深，细胞个体较小且密度较高的标本，一般切片较薄（厚 3～4μm）；组织较疏松、着色较淡的标本，一般切片较厚（6～10μm）；一般组织则切 4～6μm 厚。

切片时一般要形成完整的蜡带，如果切片卷曲，可调节切片刀的角度；如果出现皱襞，则应将标本冷冻 30min 后再切。如果切片破碎，可能是组织硬度与脆性太大，可在水中浸泡一天后再试切，如果还破碎，应重新制作标本。

六、贴片、烤片

切出的蜡片挑入 39～42℃左右的温水中（可用展片机或恒温水浴锅等恒温装置），当切片展开后，用涂（或包被）有黏片剂的载玻片捞取并贴附于载玻片上。如果蜡片不易展开，可能是水温偏低；如果蜡熔化太快，则可能是水温偏高。如果蜡片皱襞不易展开，可先放在约 10～15％乙醇内，然后置入 39～42℃左右的温水中，这样因水的表面张力比乙醇大，蜡片便容易在温水中展平。

将贴好的切片放入约 60～63℃的烤箱内或恒温热板上烤烘 8h 以上，使蜡片牢固地黏附在玻片上。烤烘切片的温度一般比包埋石蜡的熔点高 5℃ 左右，若干不好，则不易脱蜡。

常使用的黏片剂有甘油-蛋清黏片剂、乙醇-明胶黏片剂等。甘油-蛋清黏片剂由 1/2 甘油＋1/2蛋清（经纱布过滤）混合而成。乙醇-明胶黏片剂由 1g 明胶＋40％乙醇水溶液 100ml 混合而成。

用黏片剂涂或包被载玻片的方法：①涂片法，用手指蘸取少量黏片剂（使手指湿润即可），涂于载玻片上即可。②包被法，取一小滴黏片剂滴于一载玻片上，拿另一载玻片盖上，让两载玻片"十"字交叉并相互滑动一下消除两载玻片之间的气泡，而后让两载玻片平行粘在一起，放干燥箱内干燥 24h，载玻片间黏附剂干燥后，两载玻片会自然松开。

七、切片脱蜡与复水

只有切片脱蜡后并置于水溶液中才能被水溶性染料染色。脱蜡不干净会影响组织细胞的着染。脱蜡与复水一般在染色缸内进行，或人工操作或由染色机完成。

脱蜡：即用脱蜡剂置换出组织内的蜡，常使用的脱蜡剂为二甲苯。一般用两级或三级二甲苯，时间为 10～20min。如果二甲苯使用多次或室温较低，均需延长脱蜡时间。

复水：一般经梯度乙醇复水，即首先用乙醇置换出组织内的脱蜡剂，而后用梯度乙醇逐步让水进入组织，而置换出组织内的乙醇。一般程序为：1/2 二甲苯＋1/2 乙醇→乙醇→95％乙醇→83％乙醇→70％乙醇→50％乙醇→30％乙醇→水→水（新），每级约 2min。

八、染色

染色是让组织细胞内某种化学物质或含某类化学基团的化学物质结合上染料而显色，或让组织细胞内含某类化学基团的物质与某种化学物质发生化学反应后而显色。根据染色原理不同，将染色法分为一般染色法、组织化学染色法、免疫组织化学染色法等。一般染色法与组织化学染色法是经典的染色方法，染色方法很多，涉及的染料种类也很多，一般的教学切片多由此染色法制成，其缺点是特异性差，多是使一类物质着色，不能鉴别某种物质。免疫组织化学染色法是近十几年来发展起来的一类先进的染色法，其优点是对某种物质的染色是特异性的，其缺点是制片过程要求较高。染色过程也是在染色缸内进行，人工操作或机器操作。现以普通染色法的 HE 染色为例介绍染色过程。

HE 染色是苏木精和伊红（曙红）两种染料对染的一种染色方法，苏木精是碱性染料，对组织细胞内含酸性基团的物质（如核酸）有较强的亲和性，伊红为酸性染料，对组织细胞内含碱性基团的物质有较强的亲和性。苏木精与伊红对染一般将细胞质染成红色，细胞核染成蓝色，色泽鲜艳。苏木精着色较强，并受 pH 值影响较大，苏木精染色后一般要进行分化，即经过酸性溶液脱去细胞质和细胞核结合的多余染料，通过碱性溶液让细胞核着色变深。这里简要介绍苏木精染液、分化液、伊红染液的配制方法和 HE 染色程序。

（一）染液的配制

1. 苏木精染液的配制

苏木精配制有多种配方，关键在于苏木精的氧化。如果靠自然氧化，染液可保存更长时间。如加氧化汞或碘酸钠作氧化剂时，要防止氧化过度。不同苏木精染液的染色时间为 3～15min，自然氧化成熟的苏木精液染色时间可以更长。现介绍常用的几种苏木精配制方法。

（1）Harri's 苏木精

苏木精	1g	蒸馏水	200ml
无水乙醇	10ml	氧化汞	0.5g
硫酸铝钾	20g	冰醋酸	8ml

分别用无水乙醇溶解苏木精，蒸馏水加热溶解硫酸铝钾，然后两液混合并煮沸，而后缓慢加入氧化汞，继续加热和搅拌至溶液为深紫色（约 1min），立即用冰水冷却，恢复至室温后过滤备用。

（2）改良 Lillie-Mayer's 苏木精

苏木精	2.5g	碘酸钠	250mg
无水乙醇	20ml	甘油	150ml
硫酸铝钾	5g	冰醋酸	10ml
蒸馏水	330ml		

分别用无水乙醇溶解苏木素，蒸馏水溶解硫酸铝钾，然后两液混合后，依次加入碘酸钠、甘油和冰醋酸。

（3）Mayer's 苏木精

苏木精	100mg	硫酸铝铵	5g
蒸馏水	100ml	柠檬酸	100mg
碘酸钠	20mg	水合氯醛	5g

用蒸馏水溶解苏木精后，依次加入碘酸钠、硫酸铝铵、柠檬酸和水合氯醛，过滤后存于 4℃冰箱备用。

2. 分化液的配制

（1）盐酸-乙醇分化液的配制

| 浓盐酸 | 1ml | 70%乙醇 | 99ml |

（2）促蓝液的配制

① Scott 促蓝液

| 碳酸氢钠 | 0.35g | 蒸馏水 | 100ml |
| 硫酸镁 | 2g | 麝香草酚 | 少量 |

② 氢氧化氨水溶液

| 浓氨水 | 0.1～1ml | 蒸馏水 | 99ml |

③ 碳酸锂水溶液

| 碳酸锂 | 1g | 蒸馏水 | 100ml |

3. 曙红染液配制

（1）0.25%～0.5%曙红 Y 水溶液。

| 曙红 Y | 0.25～0.5g | 冰醋酸 | 1滴 |
| 蒸馏水 | 100ml | | |

（2）0.5%曙红 Y-氯化钙水溶液

| 曙红 Y | 0.5g | 无水氯化钙 | 0.5g |
| 蒸馏水 | 100ml | | |

（3）0.25%～0.5%曙红 Y 乙醇溶液。

| 曙红 Y | 0.25～0.5g | 80%乙醇 | 100ml |

（二）常规 HE 染色程序

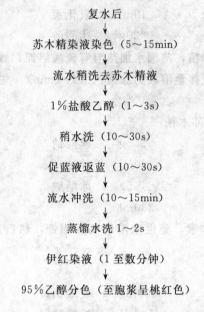

复水后
↓
苏木精染液染色（5～15min）
↓
流水稍洗去苏木精液
↓
1％盐酸乙醇（1～3s）
↓
稍水洗（10～30s）
↓
促蓝液返蓝（10～30s）
↓
流水冲洗（10～15min）
↓
蒸馏水洗 1～2s
↓
伊红染液（1 至数分钟）
↓
95％乙醇分色（至胞浆呈桃红色）

九、脱水、透明与封片

染色后还要脱水、透明与封片。脱水过程一般是经过梯度乙醇，将切片中水分由乙醇置换出来，只有脱去水分才能用封片剂封片长久保存。透明是用透明剂置换出切片中的乙醇，最常用的透明剂是二甲苯。封片是用折光率与玻璃相同且溶于二甲苯的胶将切片封固于载玻片与盖玻片之间，以便长久保存，常用的封片胶有中性树胶、加拿大树胶等。

染色后脱水、透明也多在染色缸内进行，一般的程序如下：

水→30％乙醇→50％乙醇→70％乙醇→83％乙醇→95％乙醇→100％乙醇→100％乙醇（新）→1/2 乙醇＋1/2 二甲苯→二甲苯→二甲苯（新）→封片。每级一般 2min。有些不必脱水，有些不能从低浓度乙醇开始脱水，如伊红染色后必须从 95％乙醇开始脱水。

不同的染色方法对石蜡切片制作过程有不同的要求，如免疫组织化学染色要求用中性甲醛固定，组织切片复水后多要求抗原修复，染色过程也较复杂。若要细致学习组织切片制作方法还需参阅相关资料。

附录 3 常用生理溶液的配制

生理溶液是指代替体液维持离体组织器官正常生命活动的溶液，生理学实验中常用的生理溶液有生理盐水、任氏液、洛氏液、台氏液等。各种生理溶液的成分及其浓度见附表 6。

生理溶液的配制方法：一般先将各种成分配制成一定浓度的母液，而后用母液配制各种生理溶液。各种生理溶液所需母液的配制浓度与用量见附表 7。

附表 6   常用生理溶液成分表

药品名称	林格(Ringer's)溶液 (用于两栖类)	洛克(Lock's)溶液 (用于哺乳类)	蒂罗德(Tyrode's)溶液 [用于哺乳类(小肠)]	生理盐水	
				(用于两栖类)	(用于哺乳类)
氯化钠($NaCl$)	6.5g	9.0g	8.0g	6.5g	9.0g
氯化钾(KCl)	0.14g	0.42g	0.2g	—	—
氯化钙($CaCl_2$)	0.12g	0.24g	0.2g	—	—
碳酸氢钠($NaHCO_3$)	0.2g	0.1~0.3g	1.0g	—	—
磷酸二氢钠(NaH_2PO_4)	0.01g	—	0.05g	—	—
氯化镁($MgCl_2$)	—	—	0.1g	—	—
葡萄糖	2.0g	1.0~2.5g	1.0g	—	—
蒸馏水加至	1000ml	1000ml	1000ml	1000ml	1000ml

注意：葡萄糖和 $CaCl_2$ 在用时加入。加入 $CaCl_2$ 时，应边搅拌边逐滴加入，否则会出现白色沉淀。

附表 7   配制生理溶液所需母液的浓度及用量

成分	浓度/%	林格溶液	洛克溶液	蒂罗德溶液
氯化钠($NaCl$)	20	32.5ml	45.0ml	40.0ml
氯化钾(KCl)	10	1.4ml	4.2ml	2.0ml
氯化钙($CaCl_2$)	10	1.2ml	2.4ml	2.0ml
磷酸二氢钠(NaH_2PO_4)	1	1.0ml	—	5.0ml
氯化镁($MgCl_2$)	5	—	—	2.0ml
碳酸氢钠($NaHCO_3$)	5	4.0ml	2.0ml	20.0ml
葡萄糖		2.0g(可不加)	1.0~2.5g	1.0g
蒸馏水加至		1000ml	1000ml	1000ml

附录 4   常用实验动物生理参数

本附录选摘了几种实验动物的常用生理参数（附表 8），以供参考使用。应该说明的是由于这些参数的测定受动物品系、性别、年龄、动物数量、生活环境、健康状况、实验条件等多种因素的影响，而这些生理参数是在不同实验条件下测得的数值，把这些数据视为常数是不妥当的。

附表 8   几种实验动物生理参数表

生理参数	小白鼠	大白鼠	家兔	蟾蜍
血量/体重/%	8.3	7.4	8.7(7~10)	5.0
心输出量/(L/min)	—	0.047	0.28	
心率/(次/min)	600 (328~780)	328 (216~600)	205 (123~304)	(36~70)
血压/mmHg				30~60
收缩压/mmHg	113 (95~125)	129 (88~184)	110 (95~130)	—
舒张压/mmHg	81 (67~90)	91 (58~145)	80 (60~90)	

续表

生理参数	小白鼠	大白鼠	家兔	蟾蜍
红细胞数/(×10⁶ 个/mm³)	9.30 (7.7~1.25)	8.90 (7.2~9.6)	5.70 (4.5~7.0)	4.87 (4.0~6.0)
红细胞压积/%	41.5	46.0 (39~53)	41.5 (33~50)	—
血红蛋白量/(g/100ml)	14.8 (10~19)	14.8 (12.0~17.5)	11.9 (8~15)	8
血小板数/(×10³ 个/mm³)	241 (157~260)	330 (150~460)	280 (260~300)	(3~5)
白细胞数/(×10³ 个/mm³)	8.0 (4.0~12.0)	14.0 (5~25)	9.0 (6~13)	2.4
中性白细胞数/%	25.5 (12.0~44.0)	46.0 (36.0~52.0)	46.0 (35.0~52.0)	—
嗜酸性粒细胞数/%	2.0 (0~5.0)	2.2 (0.0~6.0)	2.0 (0.5~3.5)	—
嗜碱性粒细胞数/%	0.5 (0~1.0)	0.5 (0.0~1.5)	5.0 (2.0~7.0)	—
淋巴细胞数/%	68.0 (54.0~85.0)	73.0 (65.0~84.0)	39.0 (30.0~52.0)	—
单核细胞数/%	4.0 (0~15.0)	2.3 (0.0~5.0)	8.0 (4.0~12.0)	—
凝血时间	24~40s	—	7.5~10.2s	5min
血 pH 值	—	7.35 (7.26~7.44)	7.35 (7.21~7.57)	—
血沉率/mm(第 1 小时)	0~0.9	0.7~1.7	1~3	—
呼吸频率/(次/min)	163 (84~230)	85.5 (66~114)	51 (38~60)	—
体温/℃	38.0 (37.0~39.0)	39.0 (38.5~39.5)	39.0 (38.5~39.7)	—

生理参数	豚鼠	狗	猫	鸽
血量/体重/%	6.4	5.6~8.3	6.2	10
心输出量/(L/min)		2.3	0.33	—
心率/(次/min)	280 (260~400)	120 (100~130)	116 (110~114)	170 (141~244)
血压/mmHg				105~145
收缩压/mmHg	77 (28~140)	112(不麻醉) (95~136)	118(不麻醉) (88~142)	—
舒张压/mmHg	47 (16~90)	56(不麻醉) (43~66)	70(不麻醉) (56~85)	—
红细胞数/(×10⁶ 个/mm³)	5.60 (4.5~7.0)	6.3 (4.5~8.0)	8.0 (6.5~9.5)	3.2 (2.3~4.2)
红细胞压积/%	42 (37~47)	45.5 (38~53)	40 (28~52)	42.3
血红蛋白量/(g/100ml)	14.4 (11~16.5)	14.8 (11.0~18.0)	11.2 (7.0~15.5)	12.8
血小板数/(×10³ 个/mm³)	116	297	250 (100~500)	(5.0~6.4)
白细胞数/(×10³ 个/mm³)	10.0 (7.0~19.0)	12 (8.0~18.00)	16.0 (9.0~24.0)	(1.4~3.4)
中性白细胞数/%	42.0 (22.0~50.0)	68.0 (62.0~80.0)	59.5 (44.0~82.0)	(26.0~41.0)

生理参数	豚鼠	狗	猫	鸽
嗜酸性粒细胞数/%	4.0 (2.0~12.0)	5.1 (2.0~14.0)	5.4 (2.0~11.0)	(1.5~6.8)
嗜碱性粒细胞数/%	0.7 (0.0~2.0)	0.7 (0.0~2.0)	0.1 (0.0~0.5)	(2.0~10.5)
淋巴细胞数/%	9.0 (37.0~64.0)	21.0 (10.0~28.0)	31.0 (15.0~44.0)	(27.0~58.0)
单核细胞数/%	4.3 (3.0~13.0)	5.2 (3.0~9.0)	4.0 (0.5~7.0)	3.0
凝血时间		6.5~9.0s	7~20s	—
血 pH 值	7.35 (7.17~7.55)	7.36 (7.31~7.42)	7.35 (7.24~7.40)	—
血沉率/mm(第 1 小时)	1.5	2.0	4.0	—
呼吸频率/(次/min)	90 (69~104)	18 (11~37)	26 (20~30)	(25~30)
体温/℃	38.6 (37.8~39.5)	38.5 (37.5~39.5)	38.7 (38.0~39.5)	—

参 考 文 献

[1] 楚德昌，张海．人体解剖生理学．北京：化学工业出版社，2009.

[2] 艾洪滨．人体解剖生理学实习指导．北京：科学出版社，2009.

[3] 胡集荣，程凤祥．人体解剖生理学．长春：东北师范大学出版社，1991.

[4] 解景田，赵静．生理学实验．北京：高等教育出版社，2008.

[5] 崔庚寅，解景田．生理学实验释疑解难．北京：科学出版社，2007.

[6] 陆源，夏强．生理科学实验教程．杭州：浙江大学出版社，2008.

[7] 项辉，龙天澄，周文良．生理学实验指南．北京：科学出版社，2008.

[8] 辜清，郭炳冉．人体组织学与解剖学实验．北京：高等教育出版社，1998.

[9] 周岐新．人体机能学实验．北京：科学出版社，2008.

[10] 陈克敏．实验生理科学教程．北京：科学出版社，2001.

[11] 于洪川．人体及动物生理学实验教程．银川：宁夏人民教育出版社，2007.

[12] 胡维诚．医学机能学实验．北京：科学出版社，2007.

[13] 胡振武．人体解剖学实验教程．北京：科学出版社，2007.

[14] 李永红，周雪．组织学与胚胎学实验教程．成都：四川大学出版社，2006.

[15] 徐峰．人体解剖生理学实验．北京：中国医药科技出版社，2008.

[16] 傅建华．人体解剖生理学实验．北京：中国医药科技出版社，1999.

[17] 曾园山，陈宁欣．组织学与胚胎学实验指导．北京：科学技术文献出版社，2002.

[18] 徐晨．组织学与胚胎学实验指导．上海：第二军医大学出版社，2007.

[19] 郭顺根．组织学与胚胎学实验指导．北京：人民卫生出版社，2006.

[20] 石玉秀．组织学与胚胎学实验教程．北京：高等教育出版社，2009.

[21] 李永红．组织学与胚胎学实验教程．成都：四川大学出版社，2006.

[22] 李继承．组织学与胚胎学实验技术．北京：人民卫生出版社，2010.

[23] 刘黎青．组织学与胚胎学实验教程．北京：中国中医药出版社，2009.